Mami de una dulce

Ideas y trucos para llevar mejor la diabetes de tu hijo

A mi abuela Ana,
dulce por fuera y por dentro,
con tu pelo blanco y ojos azules,
que descansas ya en el cielo.

ÍNDICE

Introducción.

Hola, ¿hay alguien ahí?.

Me llamo Lucía, tengo 38 años. Nacida en lo que los mayores llaman "la era de la información y las comunicaciones". Y no les falta razón. Hoy en día se puede aprender a hacer cualquier cosa que uno se proponga; pues sólo con poner una palabra clave en el buscador podemos encontrar textos, fotos e incluso vídeos demostrativos de lo que queramos.

Soy madre de dos niñas. Una de 5 años y medio y otra de 3. La tercera viene en camino. Probablemente la maternidad sea una de las materias que más contenidos genera en las redes. En ese sentido creo que los papis de ahora tenemos mucha suerte, porque si bien es verdad que los niños no vienen con un manual de instrucciones, ya nos hemos encargado nosotros de elaborarlo. Sin embargo, desde que llegué al mundo de la diabetes, siempre he echado en falta alguien con quién compartir mi experiencia, o más bien, mi falta de experiencia en este campo. Esas conversaciones de parque con otros padres que te cuenten los trucos que a ellos les funcionan ante determinadas situaciones que a ti se te hacen un mundo y viceversa. No me refiero a temas sanitarios, ni decisiones médicas; cosas simples del día a día: ¿cómo calcular raciones cuando comemos fuera de casa?, ¿cómo afrontar los cumpleaños?, ¿hay algún tipo de ayudas o subvenciones para familias en nuestra situación? ¿Cómo gestionar la diabetes en el colegio?…

Los libros que he encontrado hasta ahora, tienen un enfoque sanitario, que está fenomenal y se aprende muchísimo, pero yo echaba de menos algo más práctico, con trucos y consejos para hacer más llevadero el día a día.

En este libro comparto con vosotros mi experiencia, y cómo he aprendido yo a gestionar la diabetes de mi hija. No es una guía sobre cómo tratar la diabetes, sino la historia de nuestro caso y algunas ideas prácticas que a nosotros nos funcionan por si a alguien le pueden ayudar.

Si acabas de recibir el título de papi o mami de un dulce, lo primero de todo: NO TE AGOBIES. No estás solo. Paso a paso. Sigue leyendo y verás cómo cada página que avances, el nudo que tienes en la garganta se va deshaciendo poco a poco.

En el mundo de la diabetes, llamamos cariñosamente "dulce" a las personas que padecen diabetes, que supongo que proviene de la típica expresión "tiene azúcar". Pero cuando empiezas de verdad a aprender, comprender y entender en qué consiste la diabetes te das cuenta de que lo de "tiene azúcar" viene de un profundo desconocimiento sobre el tema.

Los padres de niños diabéticos tenemos nuestra propia jerga que entre nosotros entendemos perfectamente. A nuestros hijos diabéticos los llamamos dulces y a los que no lo son los llamamos salados. Yo por ejemplo, tengo una dulce, una salada, y otra en fábrica (Dios quiera que fabricándose todo en orden) a lo que a continuación hay que añadir... de momento. Nunca sabes si tus salados, serán salados el resto de su vida, o correrán la misma suerte que sus hermanos. De la misma manera que en las familias donde no hay dulces, en cualquier momento pueden surgir.

Y cuando esto sucede... ¿cómo sucede? ¿Cómo te das cuenta? ¿Cuáles son los síntomas?.

1.

Algo no va bien (síntomas y debut)

Eva, mi hija mayor tenía dos años y medio y muchos cambios iban a acontecer en poquito tiempo. Era el último curso para ella en la escuela infantil; en septiembre empezaría el colegio con sólo dos añitos y medio (es lo que tiene nacer un 28 de diciembre). De manera que ese verano tocaba sí o sí retirada del pañal. En junio nacería su hermana, así que decidí empezar con tiempo suficiente para no agobiarnos y darle el tiempo que ella necesitara. Empezamos en abril. Respondió fenomenal. Compramos un orinal de Minnie Mouse que aplaudía cuando "tirabas de la cadena ficticia", un par de cuentos sobre el tema y mucha colaboración con la escuela infantil. Su profesora le daba un *Lacasito* cada vez que hacía pipí en el water. Y nosotros en casa si en lugar de pipí, lo que hacía era caca, le comprábamos un huevo *Kinder*. Ahora me pregunto porqué utilizamos los dulces como premios y recompensas con los niños. Supongo que es normal repetir patrones que has vivido durante la infancia sin ni si quiera pararte a pensar por qué se hace.

En abril Eva dejó el pañal, en junio acabó la escuela infantil y nació su hermanita. En septiembre empezaba el cole de mayores. Un cole donde algunos niños entran con 2 años y medio, como era nuestro caso y salen con 18. Instalaciones gigantes, escaleras infinitas... pobre mía, se sentiría como una hormiguita.

Empezaron los terrores nocturnos. Eva es una niña muy sensible y muy nerviosa también. Y llevábamos un tiempo observando que cuando había un día más movido de lo normal, o con muchas emociones, ese día pasaba mala noche. Empecé a leer sobre el tema para poder ayudarla. Las rutinas de noche que ayudan a que los niños descansen mejor, las hacíamos todas e intentábamos que no se excitara demasiado a partir de cierta hora; pero la situación no sólo no mejoraba, si no que iba a peor. Aprendí la diferencia entre pesadillas y terrores nocturnos; y es que Eva gritaba y lloraba con los ojos abiertos y aunque su padre y yo llegábamos en un segundo a su cama, no nos reconocía, nada podía calmarla; era presa del pánico. Éramos todo lo cuidadosos que podíamos e incluso hablamos con nuestros familiares para que ellos también tuvieran sumo cuidado con cada detalle: las imágenes que ella podía ver en la tele, los temas de conversación que ella podía escuchar... ¡cualquier cosa!

Hablamos con el pediatra y nos dijo que los terrores nocturnos eran propios de su edad. No son más que una inmadurez de su sistema nervioso y que se irían de forma natural con el tiempo. Nos recetó *Varialgil*, que es un antihistamínico cuyo efecto secundario es que produce sueño. De manera que teniendo un sueño más profundo no se despertaría con tanta facilidad.

Me pareció de risa. ¿Gotas para dormir? ¡Me niego! Pero los días pasaban y la situación no mejoraba. Así que con la única intención de quemar todos los cartuchos posibles decidimos probar. Las indicaciones del pediatra fueron empezar por dos gotas, e ir aumentando cada día hasta encontrar la dosis que le ayudara a descansar. Llegamos a 6 y Eva empezó a hacerse pipí en la cama. ¿Serán celos de la hermana? ¿Será por algo del cole? ¿Será por las gotas?.

Volvimos a tener una cita con su pediatra. Yo creía que esas gotas le dejaban tan *groggy* que la pobre no podía ni controlar su esfínter. El médico aseguraba que no tenía nada que ver, pero que aún así se las retirásemos poco a poco; cada día una gota, de la misma manera que empezamos, para descartar que fuera eso. Y si pasado un tiempo, la situación no remitía habría que hacer una analítica.

Llegó Navidad y fuimos a Madrid para estar la primera parte de las fiestas con mi familia. De nuevo cambios, emociones, excitación... la niña seguía con terrores y haciéndose pipí en la cama. Durante las fiestas Eva pegó un estirón y se quedó muy delgadita. Tanto, que hasta le puse flequillo para que le hiciera la cara más redondita de lo delgada que se había quedado.

Cuando la recogía del colegio a veces me la encontraba echada sobre su mesa, tan cansada que apenas podía caminar. "Tengo que acostarla antes", me decía siempre a mí misma.
Hablé con Susana, su tutora y le comenté lo que estaba pasando. Yo lo achacaba a todos los cambios fuertes que Eva a su corta edad había vivido. La hija de la profesora era diabética; debutó hacía un año. Susana me dijo que ella tenía ahí mismo un glucómetro y que no hacía falta esperar más tiempo. Me ofreció hacerle la prueba en

el dedo sobre la marcha y así me quedaría más tranquila. Y cuando se la hizo, dos letras que jamás olvidaré hicieron saltar todas las alarmas: *HI*.

"Está altísima", me dijo, "vete directamente al hospital". ¡Qué exagerada!, pensé. Tampoco hay que alarmarse tanto, ¿no?. Esa tarde yo tenía que trabajar y hasta las 7 no salía; así que informé de todo a Rafa, mi marido, y dejé que él tomase la decisión. Lo primero que hizo fue llamar a su padre, que es médico. "Localiza a su pediatra en primer lugar", le recomendó. Pero su pediatra estaba pasando consulta y no atendía al teléfono. Le dejamos un mensaje para que se pusiera en contacto con nosotros. Cuando llegué a casa, sobre las 7:30 Rafa y las niñas estaban en casa como si no pasara nada... empecé a agobiarme. Hablé con mi suegro para que fuéramos al hospital, pero pensamos que en caso de analítica siempre sería mejor a primera hora de la mañana y con la niña en ayunas.

Por fin sonó el teléfono. Era el pediatra, que ya había terminado de pasar consulta. Le contamos lo ocurrido y nos mandó directamente al hospital. Fue entonces cuando empezamos a ponernos nerviosos.

Clara, mi segunda hija, tenía sólo 6 meses y meterla en el hospital de noche, no era una buena idea. Además, tomaba pecho así que decidimos que yo me quedaba en casa con Clara y Rafa y su padre llevarían a Eva al hospital. Allí se encontraron con su pediatra. Le hicieron una analítica y le cogieron dos vías (terrible experiencia para mi marido que le tocó sufrir en primera persona) y directamente la dejaron ingresada en la UCI.

Yo estaba nerviosa y preocupada por si mi niña estaría sufriendo. Pero, al contrario que el resto de la familia, no estaba especialmente agobiada por los resultados médicos. Tuve la suerte de vivir muy de cerca un año antes, el debut de la hija de Susana, la profesora de Eva. Y sabía todos los pasos que íbamos a recorrer, lo que me daba cierta tranquilidad. Sin embargo, el resto de la familia estaba muy preocupada. Una niña con 3 años recién cumplidos y en la UCI sonaba muy fuerte.

Tenía cetoacidosis leve. Le pusieron suero y pasó la noche con Rafa en la UCI. Pasadas 24h la subieron a planta. Yo sabía que estaríamos ingresados al menos una semana. Así que, como Clara necesitaba el pecho por las noches para dormir, nos organizamos así: Rafa se quedaba por las noches en el hospital con Eva y yo dormía en casa con Clara. Por la mañana le llevaba el bebé a mi suegra y yo me iba con Eva para que Rafa pudiera ir a casa a descansar.

Y efectivamente, fue exactamente una semana lo que pasamos en el hospital. Eva no entendía muy bien por qué estaba allí. Ella se encontraba ya bien; era una niña y quería bajarse de la cama, quitarse la vía, e ir a jugar. Ésa, era la parte que yo peor llevaba; lo que pudiera estar sintiendo ella. Por suerte, las visitas no nos faltaron, por lo que estaba bastante entretenida.
Era la época de la fiebre de Frozen, así que ella, coqueta donde las haya, pidió que le trajéramos de casa su disfraz de Elsa.

Durante esos días, recibimos una gran cantidad de información concentrada en poquísimo tiempo, y toda importantísima. Yo me agobiaba. Cuando se iba la endocrino intentaba hacer una síntesis en voz alta para ver si lo había entendido, pero cada vez me liaba más y cada información me parecía mas compleja y más importante que la anterior.

Así que cansada y frustrada ya, porque hasta que no nos enteráramos bien de todo no nos podíamos ir a casa, decidí sacar mi mejor arma: cogí el móvil y grabé absolutamente todo lo que tenía que explicarnos la endocrino ese día. Y !menos mal!, porque tocaba el tema del *Glucagón*. (Es el medicamento de emergencia en caso de bajada fuerte de azúcar y pérdida del conocimiento). Nada más y nada menos. Una parte de mí no lo lo quería escuchar. Me decía a mí misma: eso no lo vas a usar jamás, es sólo para casos extremos. Pero, ¿y si llegaba el momento y yo no me había enterado bien? Respiré hondo. Aproveché una visita de mis padres al hospital, Rafa y yo nos fuimos a una cafetería a despejarnos y con papel y lápiz en la mano nos pusimos la grabación con la explicación del *Glucagón*. Reconozco que no me bastaron ni una ni dos; necesité escucharlo tres veces porque la dosis que necesitaba Eva era muy pequeña por su peso y edad y no bastaba con mezclar el polvo con el líquido...

Si en este momento te encuentras exactamente en este punto, no te agobies. Saca el móvil, grábalo todo. Pregunta cuantas veces necesites. Y si aún así sigues teniendo dudas, no te preocupes; una vez en casa, también las podrás resolver. Además, gracias a Dios, la investigación para la diabetes sigue su curso incesante y en dos años que llevamos nosotros en este mundo he podido ver grandes diferencias. Cuando mi hija debutó, el *Glucagón* venía en un estuche con dos recipientes. En uno venía un polvo y en otro un liquido. Con una jeringuilla había que mezclar ambos componentes y administrar la dosis adecuada al peso y edad de la persona en cuestión. Pero eso no es todo. Además debía estar siempre guardado en la nevera, pues de lo contrario perdería sus propiedades y se echaría a perder. Y al ser un medicamento de auxilio, debía llevarse siempre encima; especialmente en viajes y otras situaciones donde poner a salvo el estuche, con el medicamento en cuestión es casi milagroso; por ejemplo, en la playa. Pero como decía, la medicina avanza a buen ritmo y en este momento ya existe un *Glucagón* cuya composición ya viene disuelta y se puede conservar a temperatura ambiente. Lo cual será un gran cambio. Digo será porque aún no se comercializa, pero no queda mucho. Igual para cuando este libro vea la luz ya lo tenemos. También hay un *Glucagón* que puede ser dispensado como un spray nasal y no es tan engorroso como una jeringuilla. Pues al tratarse de una situación de emergencia, el adulto que esté con el niño ya estará lo suficientemente nervioso como para tener que manejar jeringuillas que siempre generan inseguridad. Aunque de momento este tipo de *Glucagón*, a día de hoy, sólo está prescrito para niños a partir de 4 años. Me imagino que por la dificultad de calcular la dosis exacta al ser en formato *spray*. Pero todo llegará.

Otro tema complicado y que a mí también me costó más de la cuenta, fue el tema de las raciones. La comida de los diabéticos no se improvisa. Al contrario, debe estar perfectamente calculada. Hay que aprender a diferenciar los hidratos de carbono de las proteínas. Y aprender a pesar y calcular los hidratos de cada plato para poder calcular así la dosis de insulina que el paciente necesita. La endocrino me dijo que elaborara yo mi propio menú para una semana con 5 comidas al día contabilizando los hidratos y ¡nos podríamos ir a casa!

¡Ay madre!, cuando lo haga nos podemos ir... pero es que no tengo ni idea. Me dieron 5 tablas fotocopiadas con letra minúscula de los hidratos que contenía cada alimento. Y con eso me tenía que apañar. Pero si ni siquiera sabía distinguir entre hidratos de carbono y proteínas...

Hice lo que pude, me copié un poco del menú que le habían puesto esa semana en el hospital a Eva y ¡por fin nos fuimos a casa!.

2.

¿Qué es la Diabetes Tipo 1?

Antes de seguir con mi historia quiero hacer un paréntesis para explicar brevemente y de una forma muy simple y con ejemplos qué es la diabetes.

La diabetes tipo 1 es una enfermedad auto inmune. El páncreas deja de producir insulina. ¿Para qué sirve la insulina? Las células de nuestro cuerpo se alimentan de glucosa. Y la llave que abre la puerta para que la glucosa que ingerimos llegue a nuestras células es la insulina. Si esa puerta no se abre y permanece cerrada ocurren dos cosas: nuestras células no reciben alimento y además la glucosa que se queda atrapada en nuestra sangre "envenena nuestro cuerpo".

Todos sabemos que para que los coches se muevan necesitan gasolina. La gasolina sería la glucosa. Pero debemos ponerla en el depósito correspondiente o de lo contrario, el coche no la podrá utilizar. ¿Qué pasaría si repostamos gasolina en el depósito de aceite o del agua? No sólo el coche no podrá arrancar, sino que además se podría romper. La insulina es la llave que abre el depósito de la gasolina. Sin esta llave, por mucha gasolina que tengamos no podremos hacerla llegar al lugar adecuado.

Por eso los síntomas más comunes cuando aparece la diabetes son: pérdida de peso y falta de energía. Las células no están recibiendo el alimento necesario, utilizan las reservas de grasa y por eso esa pérdida de peso tan alarmante y esa sensación de hambre voraz. La glucosa está en el cuerpo, pero no en el lugar adecuado. Para eliminarla, el cuerpo genera sudor y orina; lo que produce a su vez deshidratación y como consecuencia muchísima sed, que es otro de los síntomas más frecuentes.

3.

Y ahora ¿qué...?

Por fin nos dieron el alta, pudimos irnos a casa. Gran noticia, mucha alegría. La familia y nuestros amigos se alegraron mucho. Pero yo recuerdo entrar por la puerta de casa y sentir exactamente la misma sensación que cuando di a luz por primera vez y llegué a casa con el bebé en mi brazos... piensas: y ahora ¿qué? ¿Cómo voy a cuidar y sacar adelante a esta criatura? ¿Seré capaz? En el hospital tenía ayuda 24h. Ahora estamos sólo nosotros... ¡ay madre!

Es duro, es raro y además, al estar en medio del curso escolar, hay que integrar esta nueva forma de vivir en tu rutina escolar sin apenas tiempo de adaptación.

Recuerdo la primera mañana que nos levantamos. Generalmente lo normal es calcular primero la ración de hidratos que se va a ingerir, a continuación poner la insulina y pasados 10 o 15 minutos podría desayunar (a menos que esté muy cerca de la hipoglucemia). Pero nosotros estábamos empezando. Las raciones de hidratos que el endocrino le ponía a Eva en el hospital no eran las que ella se tomaba habitualmente. Así que durante un tiempo, hasta que diéramos con las raciones correctas, nos recomendaron que desayunara primero y en función de lo que había comido, le pusiéramos la dosis correspondiente de insulina. De esa manera podríamos averiguar la cantidad de alimentos que ella necesitaba en cada comida.

Pero Eva, que sólo tenía 3 años, no quería desayunar porque sabía que después venía el pinchazo. Tic, tac..., las prisas volvían a nuestra realidad, pues tanto mi marido como yo teníamos que ir a trabajar. Y después de habernos ausentado una semana entera lo que faltaba era llegar tarde... ¡Vaya situación!, entiendes a tu hija, sólo tiene 3 años y tiene miedo a las agujas como cualquier niño. Pero también sabes que sí o sí hay que hacerlo. Además sientes la presión del reloj avanzando y ya sabes que ese día ... no podrás llegar a tiempo...

Prioricemos. Acabamos de estar ingresados. Es nuestro primer día. Todos necesitamos un poco de tiempo. Avisamos en el trabajo de que nos íbamos a retrasar y concentramos todo nuestro amor y nuestro cariño en ayudar a nuestra hija a superar estos primeros momentos. Si os digo la verdad, ni si quiera yo misma me atrevía a ponerle la insulina. Mi marido asumió esa responsabilidad. Yo también necesitaba mi tiempo y en ese momento quería centrarme más en aprender a elaborar los menús y a calcular las raciones. El trabajo en equipo es fundamental.

4.

¿Y en el cole?

Me planteaba: ¿cómo gestionar la diabetes en el cole? Lo primero que hicimos nada más salir del hospital fue pedir una tutoría con la profesora de Eva para que con su experiencia nos guiara sobre cómo organizaríamos la logística durante el horario escolar.
¡Qué suerte tuvimos al tenerla a ella! Recuerdo que cuando me provocaron el parto un 28 de diciembre (día de los Santos Inocentes) me pareció una inocentada, por no decir una palabra más fea. Por sólo tres días mi hija tendría que empezar el colegio un año antes de lo que le correspondería... nunca lo llevé muy bien. Hasta el día que tuve esa tutoría con la profesora de Eva y entendí los renglones torcidos de Dios. Si Eva hubiera nacido tres días más tarde, no hubiera tenido a Susana como tutora y ella fue una pieza fundamental en esta historia, un ángel custodio, un hada madrina... llamadlo como queráis.

Nos lo explicó todo. Eva debía desayunar tres horas antes de la hora del recreo. Y a la hora del recreo ella le haría un control en el dedo y en función de la glucemia de ese momento tomaría hidratos de carbono, o sólo proteínas. Así que cada mañana yo debía de meter en su mochila ambas opciones para poder decidir.

A día de hoy lleva un sistema flash de monitorización de glucosa y no hace falta hacerle controles en el dedo constantemente, pero ese paso llegaría después. Para aprender a conducir un coche automático es muy recomendable aprender antes con uno manual.

Con el menú del comedor, que era un poco más complicado, la profesora de nuevo nos lo puso muy fácil. Como su hija también es diabética, al principio de mes el cocinero le envía a ella por correo electrónico el menú de todo el mes. Ella escribe los gramos de hidratos que su hija tendría que comer adaptándose a lo que haya cada día. Así que los primeros dos meses me limité a coger el menú de su hija y copiarlo literalmente para la mía. Eran más o menos de la misma edad; sólo se llevan un curso. Nos enseñó también una libreta pequeña con platos de comida con sus fotos en color y la equivalencia en raciones de cada alimento. ¡Me pareció una pasada! Así sí que se entendía bien. Y no como en la fotocopia que me dieron a mí con una tabla de 200 alimentos sueltos y una letra minúscula.

Poco a poco, y basándome en el menú de su hija, me atreví a hacer ligeros cambios y modificaciones. En lugar de ponerle 4 raciones de hidratos por comida aprendí a calcularle sólo 3, pues Eva comía menos.

El tema del cole y la diabetes no está del todo resuelto. Lo ideal sería que en TODOS los centros escolares, tanto públicos, como privados o concertados, existiera la figura de la enfermera escolar. Esta enfermera, después de recibir formación específica sobre diabetes, debería ser la encargada y responsable del cuidado y seguimiento de los alumnos con diabetes en colaboración con los padres y centro médico de referencia del paciente; especialmente cuando son pequeños.

Pero la realidad, es que estamos bastante desamparados en ese aspecto, y aunque hay variaciones en función de las Comunidades Autónomas, en la mayoría es un tema sin resolver. La Junta de Andalucía, por ejemplo, en septiembre del 2019, convocó un concurso para encontrar "ideas y soluciones innovadoras para mejorar la atención a menores con diabetes", con premios entre 500 y 60.000 euros para las soluciones mejores valoradas ofreciendo, además, asesoramiento avanzado para su desarrollo, implantación, reconocimiento y difusión. Este tipo de ideas y proyectos son muy necesarios para mejorar la situación de los pacientes y sus padres.

¿Cuál es la realidad a día de hoy? La figura de la enfermera escolar, en la mayoría de centros educativos no existe. Para el control de la "media mañana"(lo que toman en el recreo) los padres deben contar con la buena predisposición de los tutores que le hacen el control al peque, se ponen en contacto con los padres y a continuación, siguiendo las pautas que éstos le indiquen les dan su "media mañana". Hasta ahí es más o menos fácil de conseguir porque en la mayoría de los casos no hay insulina de por medio.

Las tecnologías son un gran aliado en estos casos. Hay dispositivos que te pueden hacer llegar la información de la glucosa al teléfono y mediante un reloj inteligente o un teléfono móvil te pones en contacto con el niño para darle las pautas personalmente, en caso de que el niño tenga edad suficiente para llegar a ese punto.

Pero como decía anteriormente, cuando se está empezando, es muy importante hacerlo todo de manera manual, para poder estar preparado cuando la tecnología falle, porque en cualquier momento puede pasar.

Después de la "media mañana" viene la hora del comedor. Y ahí sí que existe un verdadero problema, ya que hay que poner insulina y no todos los profesores quieren asumir esa responsabilidad. En la mayoría de los casos, los padres se organizan de manera que los niños puedan comer en su casa. La otra opción es que los padres se desplacen al centro escolar para ponerle la insulina al peque; lo que supone un importante problema logístico ya que supone interrumpir la jornada laboral.

Somos muy pocos los que podemos hacer uso del comedor escolar contando con el apoyo del centro, lo que implica tres cosas:

1.- Que te envíen el menú del comedor con antelación, para poder escribir en él cuántos gramos de cada cosa deben ponerle al niño.

2.- Que le pesen la comida razonablemente bien (hay platos, como la sopa, la pasta boloñesa, el puchero... que son bastante difíciles de calcular porque los hidratos y las proteínas están muy mezcladas).

3.- Y la tercera y más importante labor en la que el centro ha de querer implicarse, para que nuestros peques puedan ir al comedor, es administrarles la insulina. A día de hoy hay mucho que resolver en ese aspecto. A ver si con el tiempo se revierte esta situación y podemos hablar de esto en pasado.

5.

Contando raciones.

5.1.- Pobrecito mi niño.

Uno de los pensamientos que inevitablemente te vendrá a la cabeza durante el ingreso es "pobrecito mi hijo que ya no podrá tomar dulces nunca más". Me sorprendió la respuesta tan contundente y tan llena de sentido que me dio la endocrino el día que yo tuve ese pensamiento en alto: "Tu hija puede y debe tomar de todo, exactamente igual que el resto de los niños".

Faltaba una semana para la celebración del tercer cumpleaños de Eva. Estaba casi todo organizado. Lo celebraría con su prima, con la que sólo se lleva un mes. Pero estuve a punto de suspender la celebración porque no me veía capaz de manejar la situación con el debut tan reciente. Entonces, ¿podrá tomar tarta, chuches, galletas y todo lo que ha tomado hasta ahora? Y ahí fue cuando realmente comprendí el significado de las palabras de la endocrino.

TODOS los niños deben comer de manera sana y equilibrada. A ningún niño le viene bien atiborrarse de porquerías. Simplemente nos hemos acostumbrado a normalizar acciones que si nos paramos a pensar no tienen ningún sentido; como por ejemplo, cuando a Eva la profesora de la escuela infantil le daba *Lacasitos* cada vez que hacía pipí en su orinal. Tanto los niños diabéticos, como los que no lo son, deben comer lo más sano posible. Se pueden hacer excepciones, pero siempre deben ser eso: excepciones.

Por desgracia, en la sociedad en la que vivimos existe una industria alimentaria con departamentos de marketing tan potentes que consiguen que veamos como buenos alimentos que son nocivos para nuestra salud, y que hemos incorporado en nuestra vida de la manera más natural sin ni siquiera pararnos a pensar si nos aportan algo bueno o no.

Desde que nuestros bebés nacen nos bombardean con productos cargados de azúcar, que por su envoltorio, eslogan o simplemente lo práctico y cómodo que resultan, no dudamos en comprar. Por ejemplo: las galletas especiales para bebés a partir de 4 meses. ¿Qué necesidad tiene un bebé de esa edad cuyo único alimento debería ser la lactancia exclusiva (ya sea leche materna o de fórmula, que ahí no voy a entrar) de tomar una galleta llena de azúcar? Ninguna. Y que conste que yo era de las que las compraba. Lo primero que piensas cuando las ves es que tienen una composición especial para que se deshagan en la boca con el simple contacto de la saliva y por tanto es un producto seguro para que el bebé se entretenga sin riesgo mientras nosotros hacemos otras cosas. Así que para que el bebé esté entretenido y calladito le damos productos llenos de azúcar.

Muchos padres después se preguntan ¿cómo hago para que mi hijo prefiera una manzana a una galleta? Pues está difícil, porque ya desde bien pequeños nos hemos encargado de acostumbrarles el paladar a productos muy dulces e intensos de sabor y luego pretendemos que tome brócoli o manzana.

A raíz de la diabetes de mi hija, quise investigar, leer, informarme sobre temas de alimentación infantil y descubrí a Juan Llorca. Él se define a sí mismo como un activista de la alimentación infantil. Es el chef del colegio Montessori de Valencia. Tiene varios libros de recetas muy interesantes tanto para bebés, como para el resto de la familia. También podéis seguirle en redes sociales, o como hice yo, ir a alguna de las charlas que da por toda España y allí resolverá muchas de vuestras dudas.

El tema de la alimentación da para mucho. Además de saber contar raciones y de aprender a distinguir los hidratos de las proteínas se puede nadar mucho más. Y digo nadar porque la nutrición me parece un océano sin límites. Siempre se puede seguir aprendiendo e innovando, pero no tengáis prisa. Disfrutad del camino. Como os conté antes, yo salí del hospital medio copiando el menú que le habían puesto a Eva durante su ingreso y fue después, una vez que pude asimilar y digerir la situación, cuando empecé a aprender poco a poco. Y seguiré aprendiendo toda la vida.

5.2.- Proteínas / Hidratos.

La verdad es que, tal y como conté antes, de temas de nutrición antes del debut de mi hija (otra expresión bastante irónica que no me hace ninguna gracia) no tenía absolutamente ni idea.

Lo primero que aprendí es a diferenciar los hidratos de carbono de las proteínas. Una enfermera me dijo que los hidratos son los productos que vienen de la tierra y las proteínas los que vienen de los animales. Me parece demasiado amplia esa clasificación y no muy exacta, la verdad. Entiendo que la pasta la meta dentro de los productos que vienen de la tierra, teniendo en cuenta que el principal ingrediente es el trigo, pero el aguacate, por ejemplo es una fruta totalmente libre de hidratos de carbono.

¿Cómo me lo aprendí yo? Exactamente igual que con los verbos irregulares de inglés: los alimentos que venían en la lista que me habían dado con la equivalencia en raciones, eran hidratos y los que no aparecían, eran proteínas. Y a base de mirarla y mirarla se te acaba quedando.

También existen aplicaciones móviles fundamentalmente orientadas a la nutrición deportiva que tienen incorporada una base de datos con multitud de alimentos, y que además de los hidratos de carbono nos permiten acceder a más información sobre el alimento. En concreto mi marido utiliza "FatSecret" donde se pueden encontrar productos de marcas comerciales o marcas blancas de diferentes supermercados y cadenas de restauración. Esta aplicación nos permite saber cuántos gramos de hidratos contiene cada producto, y otra información del alimento en cuestión. Nosotros fundamentalmente la utilizamos cuando no tenemos la etiqueta de un producto a mano.

Pasado un tiempo del debut y a medida que Eva fue creciendo, me pareció interesante que ella se fuera familiarizando y aprendiera a distinguir hidratos de carbono y proteínas. En algunas ocasiones le entraba hambre entre horas y como la insulina sólo se puede poner cada tres horas, lo único que podía ofrecerle como tentempié eran productos libres de hidratos. Así que cuando tenía 4 años organicé una tarde de manualidades en casa. Cogimos dos cartulinas de diferentes colores y un catálogo de alimentos en oferta de los que hay en los hipermercados.

Nos lo pasamos genial recortando, clasificando y pegando cada alimento en su lugar. En la cartulina verde los alimentos que eran hidratos y requieren insulina para poder tomarlos: pan, pasta, arroz, pizza, yogures... y en la cartulina naranja las proteínas, o alimentos libres de hidratos y que podría tomar a cualquier hora cuando tuviera hambre: aguacate, gelatina 0%, frutos secos naturales, queso, embutido, aceitunas, salchichas, huevo...

5.3.- Raciones.

10g de hidratos de carbono = 1 ración (En España)

¿Por qué la comida se cuenta en raciones? No tengo ni idea pero menos mal que al ser 1/10 sólo hay que jugar con los ceros para la izquierda o para la derecha. La última vez que yo vi algunos de los conceptos matemáticos que a partir del debut tuve que refrescar fue con 16 años... ¡Ay, la vida! Y yo que cuando estaba en clase de "mates" en el instituto creía que todas esas fórmulas que me estaban enseñando eran poco prácticas y una manera de hacernos perder el tiempo a los estudiantes... ¡Quién me iba a decir a mí que en el futuro lo tendría que usar a diario y se convertirían en algo tan básico y cotidiano como respirar!.

Un truco que me parece práctico y puede ayudar (especialmente a los familiares, que se sentirán más inseguros ante la nueva situación) es elaborar una libreta. Mis hijas de vez en cuando se quedan a comer o a cenar en casa de los abuelos o de los tíos, para lo cual elaboré una pequeña libreta de equivalencias con los alimentos de consumo más frecuentes y algunos ejemplos de desayunos, comidas, meriendas y cenas para usar de referencia.

Al principio del debut, es el endocrino el que te da unas pautas básicas desde las que partir. Por el peso y edad del niño te dirán cuántas raciones de hidratos debe consumir en cada comida. Y a partir de ahí, podemos ir personalizando la dieta en función del apetito real de nuestro hijo, sus gustos, preferencias y costumbres. No hay que olvidar que en el debut, los niños sufren un gran cambio en su vida y quizás no sea el mejor momento para añadir cambios muy drásticos en su alimentación.

Yo, al principio, para el cole me basé en el menú del comedor que la profesora de Eva le daba a su hija. Concretamente recuerdo que eran 4 raciones de hidratos. La verdad es que Eva no solía comer tanto; le costaba acabar la comida. Pero era muy importante que se comiera todos los hidratos, porque tenía puesta la insulina y de lo contrario acabaría con una hipoglucemia. Así que yo misma me sorprendí diciéndole a mi hija, "cariño si no puedes más, cómete las patatas y déjate el pescado". Se me hacía rarísimo porque era justo lo contrario de lo que me había dicho mi madre a mí durante toda mi vida. Pero mis prioridades en ese momento eran otras.

A base de mucha paciencia, de ayudarle a comer y de hacer tratos como el que acabo de contar, conseguíamos que se tomara todos los hidratos que le habríamos pesado minuciosamente para la insulina que le habíamos puesto.

El siguiente paso fue aprender a modificar sobre la marcha los alimentos, pero no las raciones cuando la niña no comía lo que nosotros habíamos previsto. Por ejemplo, llegaba el postre y habíamos calculado 1 ración de manzana, que son 100 g; pero cuando llevaba la mitad (aún le quedaban otros 50g, que es media ración) la niña no quería más y amenazaba con arcadas porque se sentía muy llena. Bueno, pues cambiábamos los 50g de manzana que le quedaban por un *Actimel* 0% que también equivale a media ración de hidratos pero es más fácil de tomar. ¡Qué bien! Poco a poco vamos haciéndonos con la situación. Son pequeños detalles y trucos que cuando los descubres te dan mucha alegría y sientes alivio, porque aunque el tema es complicado, se puede simplificar mejorando algo la situación.

Cada alimento tiene un índice glucémico (cantidad de glucosa por gramo). Algunos como el plátano, están muy concentrados. Es decir, en muy poquita cantidad de alimento, hay muchos hidratos de carbono. Exactamente 50g de plátano es una ración de hidratos de carbono. Y otros, como el melón, o la sandía son al contrario. Es decir, hay que comer mucha cantidad de ese alimento para llegar a la misma cantidad de hidratos de carbono. En el caso del melón y la sandía son necesarios 200g para cubrir una sola ración de hidratos de carbono.

Y esas son básicamente las reglas del juego. Es como manejar monedas. Una sola moneda de 2 euros equivale a cuatro de 50 céntimos. Pero el valor total es el mismo.

Hay momentos en que nos interesarán más los alimentos de alto índice glucémico como por ejemplo cuando al final de la comida llega muy lleno y no puede con el postre, y hay momentos en los que ocurre lo contrario. Por ejemplo, a la hora del recreo, no le ponemos insulina a Eva. Tan sólo le damos la cantidad de hidratos necesarios para que que se mantenga estable y llegue bien a la comida. En su caso suele ser sólo media ración. Y ¿por qué?, porque sólo se puede administrar insulina cada tres horas y desde que salen al recreo hasta que van al comedor no pasan tres horas; por lo que nosotros nos adaptamos a la vida escolar de esta manera.

A media mañana suele tener un hambre voraz, por lo que tenemos que jugar con los alimentos de bajo indice glucémico para que pueda tomar bastante cantidad pero sólo sea media ración y su estómago quede saciado.

¿Qué le suelo llevar? Ejemplos de media mañana para el cole equivalentes a media ración: Al principio y final de curso es más fácil porque la fruta de verano ofrece más posibilidades. Como por ejemplo 100g de melón, 100g de sandía o 100g de fresas.

Jugar con las proteínas, que no contabilizan, también es buena idea. De esa manera, salen combinaciones interesantes: 7g de piquitos (revisad la etiqueta del paquete porque puede variar en función de la marca) o 10g de pan con embutido : queso, fuet, pavo, jamón... 25g de uvas con queso y/o nueces, *Actimel* 0% acompañado de frutos secos naturales (nueces, avellanas, pistachos, almendras, pipas...) Antes de llevar frutos secos a clase sería importante consultar al profesor por si hay algún niño alérgico, pues podría resultar peligroso para otros compañeros.

Nota : Los kikos, y paquetes de fritos variados NO. Revisad siempre las etiquetas por si acaso

5.4.- Ratio.

El siguiente paso que di fue aprender a calcular los ratios. Puesto que este libro no tiene un enfoque sanitario, las definiciones que doy son muy simples; con la información mínima para que cualquier persona sin conocimientos previos de diabetes pueda entender el contenido.

¿Qué es el ratio? El ratio es la cantidad de insulina que tenemos que poner para cada ración de hidratos de carbono que el paciente ingiera, partiendo de un control de glucemia normal. Éste, varía en función de cada comida. La sensibilidad a la insulina es diferente en función de la hora del día (no necesitamos la misma cantidad de insulina en un desayuno, que en una cena). De manera que cada comida tiene su ratio específico.

Al principio es el médico el que te suele dar una tabla con las cantidades de hidratos que debe tomar en cada comida y la insulina que se le debe poner en función de éstos. Pero a mi, en muchas ocasiones, me costaba conseguir que Eva se acabara el plato de comida. Primero le decía que se tomara sólo los hidratos y se podía dejar las proteínas, después aprendí a modificarle los alimentos sin modificar el número de raciones para que le fuera más fácil de acabar, y el siguiente paso y el que marcó la diferencia, fue aprender a calcular yo misma el ratio de cada comida. De manera que un día podría cenar 4 raciones de hidratos de carbono, si ese día tenía más hambre, o si tomaba arroz, por ejemplo, que tiene alto índice glucémico y otros días sin embargo cenaba sólo una ración. Por ejemplo, si cenaba un filete a la plancha con ensalada y una pieza de fruta, los hidratos se encontraban sólo en el postre.

¿Cómo se calcula? Con una regla de 3. Si por ejemplo su ratio de la cena es 1 unidad de insulina para cada ración de hidratos ya sé que el día que cena 4 raciones se le pone 4 unidades de insulina, y el día que cena 2, sólo le pincho dos unidades. Esta fórmula es correcta siempre y cuando no necesite corrección, es decir, que parta de un control normal.

Esto que parece de perogruyo ha sido un gran cambio y una liberación para Eva. Pero para llegar a este punto hay que caminar la primera parte del camino y aprender poco a poco a manejar distintas situaciones buscando siempre la opción que mejor nos venga. Es muy IMPORTANTE consultar cada cambio o modificación con el MÉDICO y NO tomar decisiones por nuestra cuenta.

Éstos, son los trucos que poco a poco vas descubriendo y facilitan bastante la vida. Y aunque en la alimentación de un diabético en general todo va milimetrado y calculado, hay maneras de llevar mejor determinadas situaciones que a priori parecen complicadas.

5.5.- Mi hijo no come

Antes del debut, Eva no era una niña que comiera mucho, pero tampoco ponía problemas a la hora de comer. Comía poca cantidad, pero variado: verduras, legumbres, pescado, fruta... Pero fue a raíz del debut, cuando empezó a complicarse la situación.

Por un lado, nos costó un tiempo aprender a calcularle las raciones que era capaz de comer; por otro lado, la niña temía que llegara la hora de comer porque sabía que tocaba pinchazo en el dedo, e insulina. Y además, ella veía cómo a su hermana de 6 meses le dábamos de comer y a ella no. También se había dado cuenta de que antes, la comida era un momento al que no le dábamos ninguna importancia, pero a raíz del debut todo el mundo estaba pendiente de ella para que comiera, lo que en el fondo le encantaba; pero a nosotros nos resultaba agotador.

Así que decidimos llevarla a un centro para que nos ayudaran. Se llama Centro Integral Neurovox. Si vives en Málaga y estás pasando por una situación parecida te lo recomiendo porque nos fue genial. Si vives en otra comunidad, investiga por si en tu zona existiera algo parecido.

En este centro ayudan a niños con diferentes problemas: degluciones atípicas, problemas de anorexia, niños que todavía comen la comida en puré porque no mastican...
Una de las partes más interesantes de su manera de trabajar es que los padres se quedan dentro de la sala durante la sesión y se aprende mucho sólo con observar. Después de 4 ó 5 meses, la situación mejoró bastante y ya no fue necesario continuar. Saber pedir ayuda en momentos en los que hace falta es vital; aunque sea de manera puntual.

5.6.- ¿Cómo hacer cuando comemos fuera?

Exactamente de la misma manera que lo hacemos en casa. Hay que llevar siempre encima una báscula. Yo personalmente tengo varias. No son muy caras (alrededor de 15 euros) y es un artículo suficientemente importante en nuestro día a día como para tener un repuesto en caso de pérdida, fallo o rotura.
Nosotros tenemos la de casa, que nunca sale y tiene siempre un sitio fijo en la cocina para evitar momentos de estrés, y otra báscula

para llevar a la calle, que está siempre guardada en la "bolsa de salir a comer". Puede pasaros (a mi me ha pasado dos veces en dos años) que me he dejado la báscula olvidada en la mesa del restaurante. Por eso es importante que al menos la de casa siempre esté ahí.

Hace no mucho, encontramos en Amazon una báscula muy interesante que se conecta con el móvil. Tiene una base de datos de 1000 alimentos (en inglés) que puedes ampliar con otros que consumas frecuentemente y quieras tener registrados, elaborando así tu propia base de datos personal. Es interesante, porque normalmente consumimos los mismos productos y de las mismas marcas. Al pesar el alimento, en la pantalla de la báscula aparecen las raciones de hidratos y otros datos nutricionales. La báscula es de la marca ETEKCITY y el modelo es EK7017. Nosotros estamos empezando a usarla y de momento nos está resultando muy útil.

Antes de poner la insulina debemos tener claro qué va a comer el niño, incluyendo el postre para poder calcular así las raciones y en función del ratio (y de la corrección en caso de ser necesario), la insulina que le debemos poner.
A mi hija le encanta tomar helado de postre cuando salimos a comer fuera y de vez en cuando (como al resto de los niños) le concedo el capricho. Así que mientras yo voy pensando y calculando las raciones de su plato principal, ella se va a ver el cartel de los helados, para decirme cuál se va a pedir. A continuación le pido al camarero la etiqueta para calcular las raciones.

Es normal que en comidas con familiares y amigos el ritmo de la comida sea lento en general y que la sobremesa se alargue bastante. Sin embargo no es muy bueno para nuestros dulces que pase mucho tiempo entre la comida y el postre. Por eso, aunque las normas de educación y protocolo dicen que se ha de esperar a que todos hayan terminado de comer para pasar al postre, cuando veo que la demora va a ser considerable (mas de quince minutos), me disculpo ante el resto de comensales, les explico la situación y le pido el postre a Eva aunque sea la única que se lo tome en ese momento.

También me ha pasado, que la sobremesa se alarga, estamos todos muy a gusto, los niños están jugando, los mayores con el café y a mi dulce ya le toca merendar... Por eso intento llevar siempre en la bolsa de la báscula varias opciones para esos casos: *Actimel*, fruta fácil de tomar y transportar como uvas o mandarina, un sándwich, un mini brick de leche (batidos no, que son una bomba de azúcar, sólo leche blanca en envase individual).

Y por lo general, cuando comemos fuera intento evitar pedir platos difíciles de calcular como la ensaladilla rusa, por ejemplo, en la que los hidratos, las proteínas y la salsa están tan mezclados que es difícil calcularlo. Ese plato, en concreto, lo dejo para casa, y al prepararlo le aparto a Eva las patatas pesadas y después le añado el resto de ingredientes.

Las croquetas son otro producto complicado. Si son industriales es más fácil porque vienen los hidratos en la etiqueta. Pero las caseras en los restaurantes difieren mucho de unos sitios a otros. Unas llevan más pan rallado, otras llevan más bechamel... se pueden pedir, y de hecho yo de vez en cuando lo hago, pero sabiendo siempre que será una lotería y no se sabe muy bien cómo irá.

Sin embargo hay otro tipo de productos que a priori pueden parecer igual de complicados para medir y sin embargo con las tablas de equivalencias que existen me suelen ir bien. La tortilla de patatas y la lasaña contándolo 100 g= 1 R no me suele fallar.

5.7.- Nos han invitado a un cumpleaños....

Los cumpleaños son ocasiones especiales en donde todos los niños (diabéticos o no) suelen comer cosas que normalmente no toman o no deberían, y a horas diferentes a las habituales.
Hay varias maneras de afrontar estas situaciones. Al principio yo intentaba adaptarme al ritmo de la celebración. Preguntaba a qué hora sería la merienda y calculaba la comida anterior para que Eva pudiera sentare a merendar a la misma hora que sus amiguitos. Pero no recomiendo esa opción. Si por lo que sea la merienda se adelanta o se retrasa, algo que es totalmente común, porque alguien aún no ha llegado y le están esperando, o porque los animadores infantiles no han acabado su trabajo, o por mil razones que podréis encontrar, os puede generar una tensión innecesaria. No es muy agradable encontrarse en una celebración con la cara desencajada por no saber muy bien cómo gestionar esta situación.
Mi recomendación es que vuestro hijo meriende a su hora de siempre; si puede ser fruta, mejor. Respetando así sus horarios y rutinas habituales. Preparad en casa un "pack de cumples" para llevar a la celebración. En este pack yo suelo llevar productos libres de hidratos, que pueden comer a cualquier hora y así cuando llega el momento de la merienda puede sentarse a tomar algo con sus amigos sea la hora que sea. En nuestro pack suele haber: Queso, fuet, pistachos, aceitunas, gelatina 0% de sabores y alguna bebida sin gas 0%, como por ejemplo *Nestea*, o *Aquarius 0%*.

Nota: Son productos que no suele consumir a diario, pero se trata de una excepción porque estamos en una celebración.

Es curioso cómo al final, el resto de los niños acaba queriendo la merienda de Eva y siempre le piden, por lo que llevo bastante cantidad. Y lejos de molestarme a mi me encanta, porque sin darse cuenta ayudan a Eva a sentir que su merienda "mola mogollón".

Con la tarta lo que hacemos es que llegado el momento, le cortamos su porción, la guardamos para llevar y se la toma en casa al día siguiente bien pesada y con su insulina calculada. Y además, como no tiene la barriga tan cargada, la disfruta mucho más. Cada vez son más los padres que compran tartas en hipermercados, lo que nos facilita mucho el cálculo de las raciones porque suelen tener etiqueta. De hecho, durante una época se repetía tanto el tipo de tarta que me encontraba en los cumpleaños, que acabé pegando dicha etiqueta en la libreta de registro de la glucosa de Eva, para tenerla siempre a mano.

Cuando hay piñata o reparten chucherías al final del cumpleaños, Eva también participa y se lleva su bolsita. Al llegar a casa, la guardo. Y cuando llega Halloween, en lugar de ir por las casas pidiendo caramelos, decoramos la entrada de nuestra casa, nos disfrazamos y sacamos todas las chucherías acumuladas que hemos recibido en los cumples y en la cabalgata de reyes y se las damos a los niños que vienen a pedir. Eva y Clara se lo pasan genial.

Otro detalle a tener en cuenta en las celebraciones infantiles, es el lugar donde tiene lugar la celebración. En los "cumples" de invierno los parques de bolas suelen ser la opción favorita y en los "cumples" de verano, que son al aire libre, suele haber animadores organizando gymkanas y juegos de movimiento.

Esto puede dar lugar a bajadas rápidas de azúcar, por lo que es importante hacer controles de glucosa constantemente y observar mucho al niño por si notamos algún síntoma.

Estar presente en los cumpleaños para poder observar al peque y hacerle sus controles es fácil en algunas circunstancias. Mi hija debutó con tres añitos recién cumplidos. Con esa edad los padres suelen quedarse en las celebraciones echando un "ojillo" a los peques. Pero a medida que los años pasan y los niños van creciendo, cada vez es más normal dejar al niño en el lugar de la celebración y recogerlo a la hora que te indican. Yo de momento, hasta ahora no me he atrevido a dar ese paso ya que Eva sólo tiene 5 años y medio y necesita supervisión constante. Los padres de los cumpleañeros suelen estar bastante desbordados en las celebraciones de sus niños como para pedirle que se responsabilicen de nuestro dulce.

En una ocasión me ocurrió que invitaron a Eva a una fiesta de pijamas. ¿Con esa edad, os preguntaréis? Bueno, en realidad era un poco de rebote. La fiesta era de la hermana mayor de su amiga, y su madre le dejó a la hermana pequeña invitar a una amiguita. Así que invitaron a Eva. Era una *tippy party*, que están muy de moda ahora. Cuando le expliqué que había que hacerle controles de glucosa a Eva por la noche, se le cambió la cara a la madre, y me dijo, que entonces en otra ocasión, más adelante...

En ese momento me di cuenta de que Eva no podría ir a dormir a casa de sus amiguitas como el resto de las niñas de su clase hacían de vez en cuando. Y que eso de que los niños diabéticos podían hacer vida normal como el resto de los niños, no es del todo así. Tengo que reconocer que aquella situación me dolió.

Al año siguiente, cuando Eva empezó el primer curso de primaria, todas sus amigas celebraban sus cumpleaños con fiestas de pijamas, así que mi hija pasó de tener 25 cumpleaños al año (porque en la etapa infantil todos invitan a todos y la celebraciones son un poco masivas), a no ser invitada a casi ninguno. Y de los que la invitaban, sólo podía ir a la primera parte de la celebración, y después cuando el resto de las niñas ya se iban a acostar me la llevaba a casa. Eva veía cómo sus amigas se quedaban y ella se iba con el corazón encogido. Así que decidí que cuando llegara el próximo cumpleaños de Eva, le organizaría en casa su propia fiesta de pijamas. De esa manera, ella podría disfrutar también de esa experiencia con sus amigas, y yo estaría tranquila sabiendo que sus controles y necesidades nocturnas estarían cubiertas.

A raíz del debut de Eva me cuestiono muchas cosas relacionadas con la alimentación y las celebraciones. Antes, me fascinaban las mesas dulces en los eventos, y ahora, sin embargo, las veo como una exposición bien ordenada de diferentes tipo de veneno muy bien disfrazados y enmascarados con colores tan bonitos que a veces se ponen sólo para decorar. Yo solía prepararlas. Tanto en cumpleaños, como en bautizos u otro tipo de celebraciones, la mesa dulce es una de las partes principales de la decoración. Cuidadosamente diseñadas, pensadas y preparadas para ser muy vistosas, acordes con la temática de la celebración. Pero ahora que se acercan el cumple de mi dulce, y el bautizo de mi futura peque, me planteo qué hacer a ese respecto.

Me gustaría seguir preparando una mesa decorativa de comida espectacularmente bonita y atractiva, pero alejándome de chucherías químicas y pasteles ultra procesados. Aprovechando que tan de moda está el mundo de los unicornios y los arcoíris, qué mejor ingrediente que la fruta para llenar una mesa de color: Uvas verdes y rojas, kiwis, fresas, mandarinas, piña, moras...y por qué no también incluir bastoncillos de zanahoria con alguna salsa para *dippear*, tomatitos *cherry* de varios colores, mini pepinos con una pizca de sal.. cualquier momento es bueno para innovar.

Para soplar las velas, ahora que a Eva le gusta cocinar, especialmente su tarta de cumpleaños, nosotros hacemos una versión de bizcocho que le gusta mucho a los niños. Es la receta de bizcocho de yogurt de toda la vida pero modificada. Al principio lo hacía tal cual, para cogerle el punto. Y a medida que tenía más destreza, en cada nueva horneada mejorábamos la versión. En primer lugar sustituimos el azúcar por un plátano muy maduro, después, el yogur normal por un yogurt griego sin azúcar ni edulcorante; y el último paso fue añadirle unas pepitas de chocolate puro que son el gran secreto del éxito y de que los niños se chupen literalmente los dedos porque se ponen perdidos de chocolate. En futuras versiones me gustaría modificar el harina y buscar una opción mejor; quizás con harina integral o harina de avena. Pero de momento no controlo mucho de repostería como para poder sustituir ese ingrediente y que siga saliendo suave y esponjoso. Habrá que seguir probando e innovando.

5.8.- Aprendiendo a leer las etiquetas.

Una de las cosas más importantes en el mundo de la diabetes es aprender a leer las etiquetas de los productos. En un primer momento para poder calcular las raciones de cada alimento, mirando la tabla nutricional que viene en los envases; pero también es interesante aprender a leer los ingredientes que cada uno lleva. A veces pensamos que estamos comprando los mejores alimentos para nuestra salud, pero a medida que aprendes a leer las etiquetas te sorprendes al descubrir que la mayoría de alimentos no son tan sanos como nos venden. Especialmente los productos "sin azúcar".

En el listado de ingredientes de cualquier etiqueta, el que aparece en primer lugar, es el ingrediente principal, o el de mayor porcentaje; a continuación el siguiente y así sucesivamente en orden descendente.

El azúcar es adictivo, por eso los productos que tienen azúcar venden más y la industria alimentaria esto lo sabe. Términos como jarabe de glucosa, sacarosa, fructosa... todos ellos son azúcares, pero el consumidor no lo percibe.

Yo misma en cuanto mi hija debutó, lo primero que hice fue comprar todos los productos que había en el mercado sin azúcar, pensando que aunque pagase el doble por ellos, eran importante para la salud de Eva, dada su diabetes. ¡Qué ilusa! Nada más lejos de la realidad... mi pobre niña se quejaba mucho de dolores de barriga. Y como al principio, durante la luna de miel, era frecuente que estuviera alta, yo le decía que era normal y que cuando le pusiera su insulina se le pasaría. Su profesora un día me dijo: "Tu hija parece un mirlo. Siempre que me pide ir al baño para hacer pipí, hace también caca". Yo me reía y pensaba que sería porque comía mucha fruta y verdura y eso es bueno. Pero pasado el tiempo, me enteré de que hay un ingrediente que suele llevar la mayoría de los productos sin azúcar llamado maltitol. Es un poli alcohol, una palabra que yo no había oído nunca. Los poli alcoholes en general, y el maltitol en concreto, tienen un efecto laxante y de ahí venía el dolor de barriga constante y todas las visitas al cuarto de baño de Eva.

Los productos sin azúcar son como un lobo disfrazado de corderito. Mientras que en la bollería normal el principal ingrediente es el harina y el segundo ingrediente es el azúcar, en los productos sin azúcar los principales ingredientes que aparecen son edulcorantes.

Sin ninguna duda, lo mejor es hacer repostería casera en la que uno mismo pueda controlar los ingredientes empleados e ir mejorando las recetas como contaba anteriormente con mis diferentes versiones del bizcocho.

El debut de un niño puede ocurrir en cualquier momento de su vida. Si bien es cierto que cuanto más pequeño sea, su paladar estará menos viciado, por lo que generar algunos cambios en su alimentación será más fácil. Pero siempre hay trucos a los que recurrir.

El desayuno podría ser la comida más complicada por la subida tan rápida que tiene la glucosa en este momento del día. Hemos acostumbrado a los niños a tomar un vaso de leche con *Colacao*, tal y como lo hicieron con nosotros durante nuestra infancia, sin pararnos a pensar en las enormes cantidades de azúcar que éste tiene. Para intentar disminuir el consumo de *Colacao* en mi casa me he inventado un truco. Cojo el bote del *Colacao*, que es el sabor al que el paladar de mi hija está acostumbrado, y el bote del cacao puro que es la opción ideal, pero está demasiado amargo para el sabor al que estamos acostumbrados. Así que por cada cucharada de *Colacao* que pongo en el vaso de leche, añado al bote de *Colacao* una cucharada de cacao puro y agito el bote para que se mezcle. De esta manera la concentración va cambiando progresivamente, y el paladar se va adaptando muy suavemente.

6.

¿Médico público o privado?

Dado que la diabetes es una enfermedad crónica y requerirá tratamiento y revisiones de por vida (de momento...) sería mejor un médico ¿público, o privado?

Nuestra hija tenía su seguro y al debutar la ingresaron en un hospital privado. La endocrino que nos atendió en el debut, la Dra. Sierra, nos trató con mucho cariño y nos aminoró la sensación de agobio de los primeros días. Siempre estaba disponible para las preguntas que nos surgían fuera de la consulta y le estamos muy agradecidos.

Pasados unos meses, mi suegro nos dijo que le habían hablado muy bien de la unidad de diabetes infantil del hospital materno de Málaga y que deberíamos ir también allí. Llevar a la niña con dos médicos a la vez no me parecía buena idea; porque si ya de por sí, el tema es complicado y sales de la consulta un poco mareado de tanta información, en el caso de que cada médico nos diera una pauta diferente, el mareo podría ser de vértigo; pero aún así, decidimos probar. Así que estuvimos unos meses llevándola a ambos sitios y finalmente nos decantamos por el público.

Algo que me llamó mucho la atención fue ver cómo la Dra. Leiva y el Dr. Jiménez, del hospital materno infantil, se sentaban con nosotros y nos enseñaban a analizar los datos, a cambiar las pautas y a que nosotros mismos aprendiéramos a tomar las decisiones cada día. Porque en la diabetes, las pautas de una semana se pueden haber quedado obsoletas para la semana siguiente siendo necesaria una nueva modificación.

Así que poco a poco, gracias a ellos y a su dedicación y paciencia fuimos cogiendo tablas y haciéndonos cada vez más autónomos. Actualmente cada tres meses tenemos nuestra cita con la endocrino del hospital materno infantil de Málaga en donde le hacen su análisis de hemoglobina glicosilada, miden y pesan a la niña, y revisamos juntos los registros y las pautas.

Uno de los días que nos tocaba revisión, en la sala de espera del materno empecé a hablar con otra madre y me contó que habían formado un grupo de *whatsapp* de papis y mamis de niños diabéticos de Málaga y me ofreció incluirme en el grupo. Me pareció una idea brillante. Y aunque podría ser un infierno y un mareo, pues hay más de 230 personas incluidas, me he quedado sorprendida del buen uso que se le da al chat. Nos apoyamos siempre unos a otros y le damos calor recibiendo cariñosamente a los padres que entran nuevos y están todavía en shock. Además, está siempre disponible 24h al día y 7 días a la semana para cualquier duda o consulta porque durante las noches todos nos tenemos que levantar a hacer controles nocturnos a nuestros hijos así que es muy fácil pillar a alguien despierto sea la hora que sea.

Si eres de Málaga no dudes en pedir a alguna madre o padre que te incluya y si eres de fuera pregunta si hay algo parecido en tu comunidad, o créalo tu mismo. Estas cosas son así, empezáis 2 personas y a final se llega a 200. La unión hace la fuerza; no lo dudes. A veces son dudas, otras veces sólo desahogo, otras veces ideas e iniciativas que surgen... Ya que tenemos la ventaja de estar en la era la de información y la comunicación ¡saquémosle partido!.

7.

Ayudas / Prestaciones económicas.

Con respecto a las ayudas y prestaciones económicas desafortunadamente no hay mucho que solicitar. Al ser una enfermedad grave y crónica en teoría deberíamos tener derecho a una minusvalía. Hace unos años, la mayoría de niños con diabetes Mellitus Tipo 1 (DM1) que solicitaba la minusvalía obtenía un 33%, recibía una prestación económica y se contaba como un hijo más; de manera que las familias con dos hijos y uno de ellos diabético podían ser familia numerosa. En mi opinión estaría totalmente justificado, pues a veces cariñosamente yo solía decir que mi tercera hija se llama diabetes, ya que da tanto que hacer como otro hijo.

Yo solicité la minusvalía y presenté a la niña ante un tribunal médico y psicológico. Pero sólo me concedieron el 10%. Se necesita mínimo un 33% para optar a la prestación económica. Y ¿por qué no se lo concedieron? Porque hace 20 años en Málaga había muy pocos casos de DT1 y en los últimos años ha crecido de forma exponencial (ya hay más de 500). Simplemente no hay dinero para todos; así que sólo se concede en algunos casos muy graves, con hipoglucemias severas y varias hospitalizaciones al año.

Lo único que nos queda, de momento, es solicitar la prestación económica por cuidado de menores afectados por enfermedad grave. Consiste básicamente en una una reducción de la jornada laboral, que no es poco, dado que nuestros dulces, sobre todo en edades tempranas, nos necesitan para su tratamiento y el tema de la diabetes en el entorno escolar no está del todo resuelto.

La reducción de la jornada oscila entre el 50% y el 99% dependiendo del caso y de la situación familiar. Siempre y cuando ambos progenitores trabajen. En este caso, aunque se trabaje sólo media jornada se cobraría el 100% del salario habitual. Una parte la paga la empresa, y lo que resta lo paga la mutua aseguradora. Durante los dos primeros años está exento de impuestos y debe renovarse periódicamente.

8.

Orden.

El tratamiento para la diabetes requiere de mucho material tanto sanitario como tecnológico. Una buena organización y mucho orden es importante para evitar sustos y estrés; pues son elementos muy importantes en nuestro día a día.

Por un lado tendremos una parte del material que requiere frío y debe conservarse en la nevera. Véase la insulina rápida y lenta y el *Glucagón*. No recomiendo la zona de la puerta, porque al abrirse y cerrarse constantemente sufre variaciones térmicas que podrían alterar sus propiedades afectando a su correcta conservación. Yo los tengo en un recipiente de cristal para ver siempre lo que hay dentro. Hay que estar muy pendientes de cuando ponemos el último cartucho o bolígrafo para ir a la farmacia a por más y no encontrarnos sin insulina.

Nosotros utilizamos plumas de insulina con cartuchos recargables y además, tenemos algunos bolígrafos pre-cargados repartidos en puntos estratégicos como el colegio y la casa de los abuelos para tener una opción de emergencia en caso de imprevisto.

Además del material que requiere conservarse en la nevera, hay otro que necesita de una buena organización. Mi recomendación es que todo se encuentre reunido en un sólo punto de la casa; en un mueble o una zona de un mueble específico para este fin.

Dentro del material que ubicaríamos en este espacio podríamos encontrar:

- Tiras y lancetas para realizar controles capilares (en el dedo) en caso de necesidad. Se pueden conservar en su propia caja, o pasar a un contenedor pequeño.

- Glucómetro de repuesto. No se debe tener un único glucómetro porque en caso de pérdida o avería podemos llevarnos un gran sofocón. Nosotros tenemos uno de repuesto en casa y alguno más con sus tiras correspondientes en casa de los padrinos por si hiciera falta en algún momento.

- Si usas plumas recargables, recomiendo tener también otra de repuesto, porque aunque duran años, cuando se rompen del propio uso y te pillan de imprevisto, el problema no es tan fácil de solucionar. A nosotros nos ha pasado.

- Sensores Free Style Libre. La seguridad social desde hace unos meses cubre el Free style Libre para menores de 18 años. En los hospitales se reparten los sensores a cada paciente de 6 en 6. Lo que significa que tenemos cubiertos los sensores para tres meses aproximadamente. Por lo que es necesario tener una buena "despensa" donde poder acumular ordenadamente los 6 sensores. Importante también antes de colocar el último sensor al niño, haber ido al hospital a por nuevos sensores, para no vernos sin existencias en caso de que el último sensor que tenemos dé algún fallo, o surja alguna complicación.

- El Free Style tiene su glucómetro y un cargador, cuyo cable sirve también para descargar los datos en el ordenador. Es recomendable poner en el glucómetro nuestro teléfono; pues, junto con el móvil, es el objeto, que más usaréis al cabo del día y es fácil dejarlo en cualquier lado. Estaría bien que las nuevas versiones del Free Style tuvieran un buscador para el glucómetro como las de los móviles. También es interesante proteger el glucómetro con una funda de silicona que podéis encontrar en tiendas online como Diabetika. Por experiencia recomiendo colores vistosos, para que cuando haya que buscarlo se vea bien.

- Para proteger el sensor y que no se despegue de la piel con facilidad existen multitud de opciones. Nosotros, en concreto, compramos unos parches de esparadrapo en Diabetika. Los hay de muchos colores y diseños. Y con eso es suficiente para garantizar que el sensor no se despegue corriendo, ni jugando, ni en el mar, ni en la piscina ... son niños y no paran; por lo que una buena fijación es fundamental. En el caso de utilizar este tipo de parches es importante dejar siempre un pequeño agujero en el centro del sensor para que pueda ventilar y evitar así la posible formación de úlceras.

- Las agujas se recogen en la farmacia y hay varios tamaños. En función de la edad de tu hijo, te recetarán unas u otras. Como mi niña como debutó muy chiquitita le recetaron las más pequeñas, de 4mm y dos años después seguimos con las mismas sin problemas. Si a tu peque, tenga la edad que tenga, le está costando mucho el tema de las agujas y los pinchazos y os han puesto unas agujas de mayor longitud, consulta con tu médico si podría pedirte las de 4 mm que son las más pequeñas para facilitar el proceso, que al principio es bastante duro. Las agujas, como decía, se recogen de la farmacia, en unas cajas de cartón a la que tienen que recortar un código. Lo que hace que sea muy incómodo conservarlas en ese mismo recipiente ya que se van saliendo por ese agujero. Nosotros las pasamos a una caja de metacrilato transparente que compramos en *Ikea* en la zona de orden y accesorios para los cajones del baño; se llama *Godmorgon*. Resulta comodísimo ya que al ser transparente, con un golpe de vista podemos saber si tenemos que ir a por más, o tenemos suficientes.

- Pastillas de glucosa: Las recomiendo como primera opción para remontar hipoglucemias antes que otro tipo de hidratos de absorción rápida como agua con azúcar, miel o zumo. Nosotros compramos tarros grandes con pastillas de diferentes sabores y vamos rellenando un tubo más pequeño con un surtido variado para llevar encima en el día a día.

- Gel de glucosa: Aunque son más caros que las pastillas, es muy interesante tenerlo en casa porque tienen otras ventajas. Se presentan en monodosis, son unos sobres muy finos y fácilmente transportables que no pesan.

- Estuche con el material para el día a día. Tras varios años en este mundo y habiendo probado varias opciones, mi favorita y la que usamos actualmente es un estuche escolar con tres compartimentos diferenciados y cremalleras independientes. De esa manera está todo siempre organizado y con un sólo golpe de vista puedes saber si falta algo, o todo está donde corresponde. En el primer compartimento tenemos las dos plumas de insulina: lenta y rápida. En el bolsillo central está la cajita con las pastillas de glucosa, así como un mini estuche con un par de tiras, lancetas y un punzón por si se requiere un control capilar (en el dedo). Y un sobre de glucosa en gel, por si la caja de pastillas se pierde, o se olvida en algún sitio, poder disponer de una segunda fuente de hidratos de rápida absorción. En el tercer compartimento está el glucómetro y un saquito de tela pequeño con un puñado de agujas que voy recargando periódicamente. Ese estuche es el que usamos a diario. Por su puesto ni que decir tiene que debe ser lavable, ya que al ir volver cada día del cole os podéis imaginar cómo acaba al final de la semana. Recomiendo que tenga vuestro teléfono escrito en una zona visible. Pues son niños, y dejarlo olvidado en algún lugar puede ser un gran problema.

- Además, tenemos una bolsa térmica un poco más grande para los fines de semana. En ella guardamos el estuche de diario (el contenido del estuche se deja tal cual para evitar problemas), la báscula por si comemos fuera, y algún tentempié para media mañana, o una merienda si al comer fuera la sobremesa se alarga y la niña tiene que merendar, que ya nos ha pasado en más de una ocasión.

9.

Familiares.

Ayer fui al hospital a recoger unos sensores. En la sala de espera había un señor mayor, con el pelo cano bastante elegante. Me preguntó por mi hija, que venía conmigo. Qué edad tenía y hacía cuánto había debutado. Estuvimos charlando un ratito sobre nuestros casos. Él tenía una nieta diabética y estaba implicado muy activamente en su cuidado desde que debutó hacía dos años, con 6 añitos.

El horario de recogida de los sensores es de lunes a viernes de 9:00 a 10:30. Es un horario un poco complicado para cualquier persona trabajadora. En nuestro caso cada vez que había que recoger sensores nos suponía llegar tarde al trabajo ese día, o en caso de mi marido, que es autónomo, hacer encaje de bolillos en su agenda moviendo sus reuniones arriba y abajo para poder cuadrar y llegar a todo. Sentí envidia sana de la hija de este hombre que podía contar con su padre. ¡Qué maravilla poder descargar esta tarea en alguien!, pensé. Parecerá una tontería pero aparcar por la zona es misión imposible. Hay dos hospitales, uno frente al otro, ningún parking de pago, y todo lo que puedes hacer es callejear y perder toda la mañana para buscar un hueco, o ir al centro comercial más cercano que está a unos 10 minutos andando.

A mí me resulta muy estresante el momento de la recogida de sensores. No han sido pocas las veces que he tardado más en aparcar, que en la recogida de sensores en si. En alguna ocasión, ante la desesperación, he dejado el coche mal aparcado con una nota de *"vuelvo en 5m, perdone las molestias"* y me iba con el corazón a mil por hora con la tensión de no saber si estarían pitándome o directamente la grúa estaría llevándose el coche. Se pasa mal, la verdad; es un momento de nervios y tensión. Menos mal que en ese sentido, parece que la organización ahora será diferente y van a intentar hacer coincidir la cita de la revisión trimestral con la recogida de sensores; lo que supondrá un gran alivio.

La puerta de la consulta seguía cerrada y el hombre y yo seguíamos en animada charla. Me contaba que su hija le dejaba a la nieta cuando ella lo necesitaba y podía despreocuparse totalmente. De vez en cuando, para que la madre de la niña pudiera descansar y dormir del tirón la peque se quedaba a dormir en casa de los abuelos. Él le hacía sus controles nocturnos y sabía pesarle la comida y calcularle las raciones. Qué mono este abuelillo, pensé. Está jubilado y le echa una mano a su hija en lo que puede hasta donde sepa el hombre, supongo. Pero a medida que la conversación seguía, me di cuenta de que el abuelo estaba más puesto en el tema de lo que yo pensaba. Tenía un ordenador donde volcaba los datos de la glucemia de su nieta, los analizaba y sabía calcularle los ratios y el factor de sensibilidad. En ese momento, se me quedó la boca literalmente abierta. Eso ya si que no es normal. Un hombre de su edad manejándose con la tecnología me llamó la atención, pero además desarrollando fórmulas matemáticas para poder actualizar las pautas, que es al máximo al que aspiramos los padres a llegar, me pareció extraordinario.

Cuando un peque debuta, en realidad junto a él debuta toda la familia. Principalmente los miembros de la familia con los que convive en casa día a día, que en la jerga de diabéticos se identifican como DT3. Los pacientes con diabetes mellitus tipo 1 son DT1. Los pacientes con diabetes tipo 2, son DT2 que suelen ser personas mayores. En cuyo caso no es que su páncreas no genere insulina, sino que no la asimilan bien. El tratamiento suele ser una pastilla al día, cuidar la dieta y ejercicio.

En el núcleo familiar cada uno, en la medida de sus posibilidades, circunstancias y motivación se implicará en el tratamiento y cuidado del menor de un modo u otro. En nuestro caso tenemos la suerte de que la mayoría de la familia más cercana intenta ayudar como puede y si tenemos que dejarles a la niña incluso a dormir con ellos basta con recordarles las instrucciones y más o menos para un rato podemos tirar.

En algunos casos, como el de aquel hombre que conocí en el hospital cuya implicación es mayor, tiene la ventaja de que su hija sentirá la tranquilidad de que si el día de mañana a ella le pasara algo, su dulce estaría totalmente cuidada y atendida. Ésa, es una preocupación muy común en los padres cuyos hijos son dependientes en algún aspecto y requieren unos cuidados especiales más allá de la atención básica que cualquier niño pudiera precisar.

Por otro lado, también hay otro tipo de personas y familiares que sólo interactúan con el niño en presencia de los padres. Y que por miedo, por pereza, o por inseguridad, jamás han mostrado interés alguno por aprender, o tan si quiera entender cómo funciona el tema.

Sea como fuere, si sois familiares de algún dulce, os animo desde aquí a ayudar a los padres del peque. Desde el cariño y sin miedo. Cada uno al nivel que pueda y se atreva y que poco a poco, cada día, se vaya atreviendo un poquito más. Cuando los dulces son pequeños son totalmente dependientes; y aunque tengan edad de sobra para despegarse de sus padres y vivir algunas experiencias como ir a cumpleaños, dormir fuera de casa o ir al cine con amigos, la diabetes suele ser la responsable de que los padres no podamos evitar estar constantemente sobrevolando sobre sus cabezas cual helicóptero. Y eso es algo tremendamente agotador; especialmente cuando hay más hermanos que también requieren atención y cuidados.

Hace dos años mi marido y yo cumplíamos 10 años de casados y decidimos hacer un mini viaje de 4 días sin niñas, para estar juntos y poder desconectar. Mi suegros, con tal de que pudiéramos disfrutar y descansar se ofrecieron para hacerse cargo de ellas. Y aunque sé la preocupación y la carga tan enorme que supone para ellos, siempre les estaré agradecida por esos días de semi-desconexión, pues no han alcanzado aún la autonomía suficiente como para poder decidir cuánta insulina ponerle a la niña en cada momento, ni calcular ratios, o hacer correcciones; por lo que a las 7 de la mañana estaba yo en el hotel pegada al móvil mandándome mensajes con mi suegra para decirle cuánto había que ponerle de insulina para el desayuno antes de llevarla al colegio.

En estos momentos estoy ya a escasos días de dar a luz. Cómo será cesárea estaré ingresada aproximadamente una semana. Alguien tendrá que quedarse con las niñas y una vez más, la persona más valiente de ambas familias y la que asumirá el cargo es mi suegra; a la que debería poner un monumento. A mi madre, por ejemplo, le parece todo muy difícil, le produce mucha inseguridad y lo vive así, con angustia y temor. Ella me ayuda en todo lo que puede y como el tema de la diabetes, la insulina y las hipoglucemias le supera literalmente, se vuelca en otros aspectos del día a día. Pero son también muy valiosos y aprovechables. Cuando yo esté recién parida y con un bebé todo el día enganchado al pecho me faltarán manos para llegar a todo. La compra y la comida será la misión que le voy a encomendar. Si me descarga de eso, ya me estará ayudando.

Así que desde aquí hago un llamamiento a todos los familiares y amigos de nuestros dulces. No tengáis miedo. Os necesitamos. Siempre nos vendrá genial vuestra ayuda, cariño y apoyo. Si es directamente con la diabetes genial, porque eso descarga mucho, pero si no, hay otras maneras de ayudar.

10.

Educando a un dulce.

10.1.- La ardua tarea de educar.

Siguiendo con el tema de los familiares, otra situación que se repite frecuentemente en todas las familias ya sean dulces o no, es el eterno debate sobre la educación que los padres le damos a nuestros hijos. Todos los padres del mundo somos juzgados. Esto es así; es algo que va directamente de la mano de la paternidad. Ya sea en una comida familiar, en la cola del supermercado, o en el autobús... ¡cómo le gusta a la gente dar su opinión aunque no se le pregunte!

Frases como "le justificas todo, deberías ignorarle cuando se pone así..." son cotidianas en todos los hogares. Una vez leí una frase que decía: "Yo siempre fui una madre perfecta ... hasta que me convertí en madre". ¡Cuánta verdad! Me he sentido tremendamente identificada con esas palabras. Dado que soy maestra de Educación Infantil y psicopedagoga, siempre he tenido muy claras las pautas educativas que eran correctas y las que no. Solía juzgar a los padres de mis alumnos y como profesora de sus hijos, les martilleaba la cabeza con teorías sobre desarrollo y educación... hasta que fui madre. Entonces empecé a "cerrar el pico"; pues desde entonces, cosas muy básicas y que siempre había exigido a las familias, como llegar puntual al colegio, me parecían toda una hazaña. Empecé a valorar, a mirar con otros ojos, e incluso a admirar a esas familias que eran capaces de organizarse y salir adelante con tres hijos, cuando yo con una sola niña estaba agotada porque no dormía y no podía tirar de mi alma.

Los niños diabéticos tienen que madurar en ciertos aspectos mucho antes que el resto de niños de su edad: disciplina, autocontrol ... por lo que me parece normal ser más permisivos en otros aspectos equilibrando así un poco la balanza.

Mi hija Eva, por ejemplo, tiene casi 6 años y le gusta seguir bebiéndose la leche con pajita. A mi madre eso le saca de quicio; siempre que lo ve le dice que eso es de niñas caprichosas. Al principio yo me agobié y simplemente dejé de comprarlas, pero me di cuenta de que eran necesarias en casa para poder darle zumo o leche a Eva en caso de hipoglucemia nocturna. Así que volví a reponerlas. He descubierto las pajitas metálicas que se meten en el lavavajillas y se pueden usar una y otra vez. Son muy prácticas y más ecológicas, aunque la pega que le veo es que no son flexibles; un detalle muy necesario cuando tienes que dar zumo a una niña que está tumbada en su cama y profundamente dormida. Pero lo solvento usando las pajitas que traen los mini *bricks* individuales. Para la leche del desayuno usamos las metálicas y algo de consumo de plástico hemos reducido.

  ¿Qué problema hay en que Eva se tome la leche por las mañanas con pajita? Sabe perfectamente beber de un vaso, pero por las mañanas tiene más sueño y prefiere hacerlo con pajita. Además, esto ayuda a que el ritmo de la rutina de la mañana fluya mejor, y los que somos padres ya sabemos las prisas que siempre hay a esas horas. A ella le apetece permitirse esa licencia, que no me parece tan grave teniendo en cuenta que en las cosas verdaderamente importantes es suficientemente madura para auto controlarse. ¿Vosotros seríais capaces de ir a sitios como cumpleaños, bodas, bautizos y comuniones con barra libre de chucherías y no probarlas ? Yo no se si podría.

  ¿Cómo afecta la diabetes al comportamiento de los niños? No he hecho una investigación profunda, pero es un tema que me interesa muchísimo y sobre el que quiero investigar. Como ya conté al principio del libro, Eva siempre ha sido una niña muy sensible y fue en su época de tantos cambios cuando debutó. De ella he recibido varios comentarios sobre su conducta y su educación por parte de ambos lados de la familia; pero sinceramente, no se hasta qué punto es un tema fisiológico o educativo. No tengo referencia de otros niños con características parecidas para poder comparar. Su hermana tiene un carácter muy diferente al suyo. Eva es nerviosa e impulsiva, mientras que su hermana es mucho más pausada y reflexiva. Hemos tenido épocas mejores y otras peores. Supongo que tendrá que atravesar todos los procesos naturales del desarrollo que el resto de niños: las rabietas de los tres años, la época del no.... ahora está pasando otra época compleja, pues acaba de empezar primaria y ha sido un gran cambio. Su tutora de infantil que tenía una hija diabética y cuidaba a Eva en el cole ya no está con ella, lo que le produce cierta inseguridad; yo estoy embarazada y su nueva hermana a punto de nacer. Seremos una familia numerosa, por lo que preveo que las llamadas de atención y travesuras se incrementarán.

Los niños diabéticos sufren hipoglucemias. ¿Sabéis lo que sienten ellos cuando están bajos de azúcar? Sienten hambre, cansancio, falta de energía.... ¿verdad que cuando nos ponemos a dieta el humor nos cambia? Pues imagínate esa sensación repetidas veces durante el resto de tu vida. En cambio, cuando están en hiperglucemia, la sensación es como de haberse tomado dos cafés seguidos. Eva se podría subir literalmente al techo y colgarse de la lámpara. Si a cualquier niño de su edad le cuesta controlarse, imagínate si además está en hiperglucemia.

Mi mayor temor con este tema es que no quiero que la diabetes sea un justificante de los comportamientos erróneos que tiene mi hija. Quiero que sea una niña educada y con herramientas y recursos para poder vivir dentro de la sociedad. Pero a veces leo testimonios de otros padres de niños diabéticos que cuentan cómo el comportamiento de sus hijos se enrarece tanto ante una bajada como con una subida brusca de azúcar y veo a Eva identificada en sus palabras.

Hace tiempo, estuve en la presentación de un libro que escribió la madre de una niña con diabetes hablando de su experiencia en el debut. Sus hermanas mayores contaban como un día en la playa, su hermana menor que estaba baja de azúcar se puso muy nerviosa llegando incluso a ponerse agresiva y empezó a tirarles piedras. Pasado el rato, cuando ya se había recuperado no se acordaba de nada.

Aquel testimonio me impactó mucho. Que una persona no recuerde un suceso me parecía muy fuerte. Y unos meses después, vivimos en casa algo parecido. Era fin de semana, Eva estaba desayunando con la tele. Tenía ya la insulina puesta y me fui a la cocina a hacer cosas. Al cabo de un rato volví al salón y vi que la niña se había quedado tan embobada con la tele que ni había empezado a desayunar y ya estaba en hipoglucemia. Estaba en 48 y bajando en picado. Me puse muy nerviosa, le quite la tele y le dije que se bebiera la leche urgentemente y del tirón. Al verme tan alterada se puso nerviosa ella también y se tiró la leche encima. Se manchó el pelo y la camiseta; a mí me iba a dar algo. Fui rápidamente a por una pastilla de glucosa y a por una camiseta limpia. Con tanta tensión Eva empezó a llorar; yo tenía una mezcla entre miedo, enfado y desesperación. Cuando la situación, estuvo más o menos controlada (el glucómetro llego a marcar LO) llegó su padre, le preguntó a Eva qué había pasado y cuando le contó lo sucedido, ella sostenía que no se había tirado la leche y que además estaba segura, porque su camiseta estaba limpia. Me quedé con la boca abierta. Por su manera de hablar, el tono, y su lenguaje no verbal, yo sabía que no mentía; simplemente no se acordaba de esa parte. Y entonces recordé el testimonio de aquellas niñas que contaban que su hermana no recordaba determinadas cosas cuando se quedaba muy muy baja. Verdaderamente no se acuerda, pensé. Y en ese momento me dieron ganas de llorar. Le había gritado, le había zarandeado, le había presionado para que se bebiese la leche mientras le soltaba un sermón por no ser obediente, por no reaccionar, por tirarse la leche encima, que estaba medida y calculada, y en ningún momento me paré a pensar que mi hija estaba tan bajita de azúcar que su cerebro era incapaz de regir y de actuar tal y como yo esperaba de ella. En ese momento me derrumbé. Me sentía fatal. Es como enfadarte con un ciego porque no ve....

La línea entre lo fisiológico y lo educativo es muy fina. Es un tema delicado y complicado. No quiero justificar sus respuestas fuera de lugar, pero tampoco quiero machacarla por algo que no depende de ella.

10.2.- El deporte.

¿Cómo podemos ayudar a estos niños? ¿Qué herramientas podemos ofrecerles para su bienestar?. El deporte es importante para todos los niños, pero para nuestros dulces es vital. Encontrar el que a cada uno le guste, le haga disfrutar y no lo vea como una obligación, sino como uno de los mejores momentos del día es fundamental. Para ello deben probar muchas y muy variadas alternativas.

Cuando Eva debutó tenía tres añitos recién cumplidos y los viernes hacía ballet. Era a una hora malísima, justo después de comer. La pobre se quedaba dormida siempre en el coche porque con el paseito y la barriga llena, era inevitable. Qué duro despertarla cada semana y tener que espabilarla, cuando lo que le pedía el cuerpo era un ratito de descanso y recargar la batería para disfrutar del fin de semana. El caso, es que una vez superada la pereza de arrancar, ella salía muy contenta de las clases. Durante un tiempo compaginamos un día a la semana de ballet y dos días a la semana de pádel. Surgió la oportunidad de dar clase en la urbanización de una amiga con un grupo de niños de su clase, justo a la salida del cole. Nos pareció interesante que lo probara y estuvo un año con ambas actividades, pero luego el grupo de pádel se disolvió.

Eva seguía creciendo y su educación se iba complicando. Al ser una niña impulsiva por naturaleza, cuando se le juntaba con una hiperglucemia, era complicado de manejar. Además por su edad, le costaba identificar sus emociones y transmitirlas para que los demás la pudiéramos ayudar, así que pensé que el yoga le podría ir muy bien. Allí aprendería técnicas de respiración que le podrían ayudar a relajarse cuando lo necesitara y también aprendería a escuchar su cuerpo e identificar sus emociones. Y fue entonces cuando decidimos cambiar ballet por yoga.

¿Y por qué cambiar y no añadir, si no eran incompatibles en horarios? Porque los niños de 4 años, que es la edad que tenía entonces, deben fundamentalmente jugar. Las actividades extra escolares son un bien en su justa medida, pero los niños deben jugar; y necesitan un tiempo y un espacio dedicado a este fin. El tiempo de juego de los niños cada vez es más limitado; especialmente cuando los juegos de toda la vida han de competir con las pantallas y las cargadas agendas de los peques, que prácticamente llegan a su casa para ducharse y dormir para al día siguiente volver a empezar.

Así que decidimos cambiar ballet por yoga. Evidentemente también hay momentos de pereza y de quejas. No siempre le apetece ir. Pero aunque proteste y le cueste arrancar, sé que le gusta porque cuando le pregunto qué quiere ser de mayor dice "profesora de yoga, además de pinta caras y peluquera".

Solemos aprovechar el verano para hacer actividades que también nos parecen interesantes y a Eva le gustan, pero no nos da tiempo a realizar durante el curso escolar como por ejemplo natación. Cada año, durante los meses de junio y julio hacemos un intensivo de natación.

Este verano me ha pillado con el embarazo de mi tercera niña muy avanzado. Y sólo de pensar en los viajes en coche hasta el gimnasio cada día para llevar a las niñas a nadar, las duchas comunitarias después en los vestuarios, las prisas, los horarios... se me hacía un mundo. Hay que simplificar; debemos hacer las cosas lo más sencillas posible para poder disfrutar del proceso.

Así que aprovechando la ventaja de vivir en una urbanización con piscina, me puse de acuerdo con varias vecinas con hijos de edades similares y entre todas contratamos a un profesor que venía a casa. Así convertí una situación que podía haber sido un poco infernal y estresante, en un momento de relax; pues mientras las niñas nadaban, yo podía estar sentada en una silla leyendo al sol. Y lo más interesante es que aunque parezca un lujo carísimo, haciendo cuentas he comprobado que sale incluso más económico que pertenecer a un gimnasio, pagar la cuota mensual más la gasolina y el parking. Si no vivís en una urbanización con piscina uniros a un grupo ya formado de alguna amiga que sí tenga, como hacíamos nosotros con el pádel.

Otra cosa que hemos aprovechado para hacer durante el verano es montar a caballo. Hoy en día existen campamentos especializados en millones de temas: cocina, danza, inglés, programación... y nosotros elegimos uno de caballos. El mundo de los animales es interesante también a nivel emocional porque se crea un vínculo muy especial entre el niño y el animal. Los animales no les juzgan constantemente como los adultos y además los peques sienten la responsabilidad de sus cuidados, pues ellos eran los encargados de alimentarlos, cepillarlos e incluso refrescarlos con la manguera después de cada jornada.

En muchas comunidades existen campamentos o colonias urbanas de diabetes, que suelen durar una semana. Durante este tiempo se juntan todos los dulces con monitores que también son diabéticos, por lo que hay una gran empatía y complicidad entre ellos. Son acompañados por los médicos y enfermeras del hospital donde se les hace su seguimiento. Pero estos campamentos suelen ser a partir de los 8 años.

Cuando pienso en el momento en el que mi hija tenga la edad suficiente de ir a ese campamento, en el que nadie tendrá que llamarme o escribirme para preguntarme ratios, o correcciones y podré apagar el teléfono toda la semana y desconectar de verdad porque se que está en las mejores manos, fantaseo con hacer un viaje con mi marido a algún lugar del mundo lejos, muy lejos. Me encantaría conocer Japón. Pero seguro que llegado el momento no quiero moverme de casa por si acaso. Es difícil cuando tu mente está acostumbrada a sobrevolar sobre su cabeza 24h al día supervisándolo todo a cada instante.

Soy consciente de que la adolescencia será como un segundo debut. Los cambios hormonales juegan muy malas pasadas, las emociones serán como una montaña rusa y donde antes estábamos siempre nosotros controlando cada situación, Eva querrá dejarnos a un lado llegando incluso a ocultarnos en ocasiones, determinada información. Eso me preocupa, pero tengo que asumir que es parte de su desarrollo; por eso he pensado en adquirir un perro de alerta médica. Será el perro el que estará siempre a su lado velando por su seguridad. No vamos a acogerlo aún; porque con tres niñas pequeñas tenemos suficiente trabajo como para asumir una carga más, pero tenemos previsto hacerlo cuando Eva haga su primera comunión. Ella tendrá 9 años, Clara 6 y la chiquitina 3; y creo que para entonces estaremos más liberados.

Será un momento muy bonito de su vida y marcará un gran cambio. Además, me gusta la idea de que sea el perro su único regalo de primera comunión para alejarla así del materialismo y de las montañas de regalos que los niños suelen recibir ese día.

Por otro lado, 9 años es una edad perfecta; pues empieza a ser lo suficientemente mayor para empezar a adquirir ciertas responsabilidades y entablará con el perro una relación de afecto que ya estará consolidada cuando llegue la adolescencia.

Por si tenéis interés en este tema, podéis informaros en la fundación Canem. Son especialistas en preparar a cachorros de la raza Jack Russell como perros de alerta médica tanto para diabetes como para epilepsia. Los perros son adiestrados para avisar con antelación de las subidas y bajadas de la glucosa. Lo que nos dará mucha tranquilidad. Sobretodo porque para entonces si tendrá edad para dormir en casa de amigas.

Y siguiendo con la importancia del ejercicio físico para que nuestros dulces se encuentren mejor, este año hemos metido en casa una cama elástica. Vivirás en un amplio chalet, pensaréis. No. Vivimos en un piso muy normal con una terraza estándar. Simplemente he renunciado a la estética de una terraza amplia y desahogada y ahora tengo un mamotreto que apenas me deja ni tender la ropa. Pero después de unas semanas con ella en casa (la adquisición ha sido muy reciente) puedo concluir que los beneficios son mayores que las molestias. Ya no me preocupa que un fin de semana llueva sin parar. Como la terraza tiene techo, las niñas podrán salir a desahogarse cuando lo necesiten.

Eva en el colegio hace educación física cuatro días a la semana y además como actividades complementarias tiene flamenco y juegos tradicionales dentro del horario escolar; por lo que está moviéndose todo el día. Pero siempre bajo las órdenes y el control de un profesor o monitor, acatando unas normas y respetando unos turnos que son muy beneficiosos porque en la vida no todo es anarquía. No obstante, creo que el complemento perfecto para eso es un ratito de juego libre para que no sea todo tan guiado y dirigido. Precisamente una de las ventajas que aporta la cama elástica es que Eva se siente libre para moverse y saltar como quiera. Pero existen otras opciones igual de interesantes: montar en bici, patinar, saltar a la comba, jugar a la goma elástica... Lo importante es buscar el equilibrio.

10.3.- Disciplina positiva.

Por mi afán de mejorar y seguir formándome en educación, y con la esperanza de que alguien me diera la clave de cómo educar a mi dulce, hace unas semanas hice, junto con mi marido, un taller intensivo y presencial de disciplina positiva. Una nueva moda, pensaréis; yo iba en cierta medida, pensando lo mismo. Pero las cosas que ahora están de moda como los armarios cápsula, la comida real o el desarrollo personal, son bastante interesantes y contribuyen a la mejora de la sociedad; así que, porqué no probarlo aunque fuera sólo por curiosidad.

Mientras que las pautas de educación hasta ahora conocidas se basan en técnicas modificación de conducta, atendiendo únicamente al comportamiento y obviando algo fundamental como la emoción, la disciplina positiva nos hace ver que todos nuestros actos se gestan en lo más profundo de nuestro ser y son consecuencia de una emoción.

Con la modificación de conducta, el niño acaba actuando como nosotros le indicamos, no por iniciativa propia, sino por la respuesta externa que obtendrá en función de su conducta. Este tipo de relación, a largo plazo consigue que nuestros hijos actúen como nosotros queremos en nuestra presencia, pero que en cuanto nos demos la vuelta dejen de hacerlo; puesto que sus actos no son voluntad propia, sino que buscan agradar al adulto o en algunos casos evitar determinadas consecuencias.

La disciplina positiva no es un todo vale, no es una educación en la libertad y la anarquía, pues su nombre propio indica que se persigue una disciplina. Son los límites los que generan seguridad en el niño, y es el amor, la conexión y la empatía los que consiguen que salga de ellos tomar mejores decisiones. Se le enseña al niño a observar sus emociones, a conocerlas, y a validarlas en lugar de anularlas. El niño aprende a observar y explorar las emociones de los demás descubriendo que cada acto, gesto o palabra tienen una respuesta en el otro. Aprendiendo así a actuar por ellos mismos y no porque alguien espere algo de su comportamiento.

La teoría me parecía preciosa, aunque un poco hippie, la verdad. Aún así mi marido y yo, aunque un poco escépticos, decidimos probar. No notamos mucho cambio inmediatamente; pero a medida que el tiempo pasaba, había algunos detalles que nos sorprendieron. Eva empieza a ser una niña más empática; cuando se da cuenta de que ha cometido un error se disculpa de corazón y por iniciativa propia; ya no tenemos que imponerle que pida perdón cuando mete la pata. Y ahora es capaz de explicarnos cómo se siente ante determinadas situaciones y pedir ayuda antes de arrasar con todo cual huracán, como venía haciendo. Son pequeños cambios que están generando una gran diferencia en

casa. Seguiremos caminando por este camino, que sin duda alguna
os recomiendo probar.

11.

Puede pasar...

Los imprevistos, accidentes y situaciones que se nos van de las manos, ocurren en todas las familias. Pero cuando los peques tiene diabetes el estrés se intensifica por los riesgos que éstos conllevan. Nosotros hemos vivido varias situaciones que quiero compartir; pues de todas las experiencias se aprende algo.

11.1.- Eva se pierde en la playa

El pasado verano fuimos una mañana a la playa. Yo me quedé en la sombrilla leyendo un libro. Clara, mi hija pequeña estaba a mi lado jugando con la arena, y mi marido y Eva se fueron a dar un paseo por la orilla. Eran las dos menos cuarto, le hice un control a Eva antes de que se fuera. Estaba en 110 bajando lentamente. Pasearon durante aproximadamente diez minutos, y cuando vi que ya venían de vuelta, empecé a recoger todo para que cuando volvieran del paseo nos fuéramos a comer, porque si tardábamos mucho Eva podría tener hipoglucemia.

Al llegar a la altura de nuestra sombrilla, Rafa se dirigió hacia nosotras y en ese mismo momento Eva se agachó a coger una concha, perdió de vista a su padre, y dando por hecho que había seguido hacia delante, ella continuó caminando por la orilla para encontrarle.

Cuando Rafa se dio cuenta de que Eva no estaba con él, ya no se la veía a simple vista. No sabíamos hacia dónde había podido ir. Yo cogí a Clara de la mano y me fui hacia la derecha, Rafa se fue hacia la izquierda y ambos caminábamos mirando también en el agua por si se le había ocurrido ir a bañarse sin avisar.

Sólo habían pasado unos minutos, yo aún no había perdido la calma, aunque estaba nerviosa, caminaba en silencio y sin gritar su nombre. Al pasar por delante de un puesto de vigilantes de la playa, fue la propia vigilante la que se dirigió a mi y me preguntó si había perdido a una niña. Le dije que sí y que estaba preocupada porque era diabética y no tenia mucho tiempo de margen, pues se acercaba la hora de comer y la niña podía tener una hipoglucemia. Rápidamente me dijo que no me preocupase porque la niña estaba en el siguiente puesto de socorro con su compañero. Al parecer, cuando se vio perdida, ella misma se acercó a pedir ayuda y desde allí avisaron a todos los compañeros.

Me explicaron que normalmente cuando un niño se pierde en una playa suelen buscar durante 20 minutos, y pasado ese tiempo, si el niño no aparece se llama a la policía. Sin embargo, con niños que tienen necesidades médicas, directamente se avisa a la policía. En mi caso no fue necesario porque ellos ya tenían a la niña antes incluso de que yo pidiera ayuda. Pero es información útil. Con nuestros dulces y cualquier niño con necesidades médicas cada minuto cuenta.

Eva reaccionó muy bien; hizo fenomenal en acercarse al puesto de socorro e indicar que es diabética. No obstante, voy a encargarle una pulsera identificativa con el teléfono y que se lea en grande que tiene diabetes; ya que son pequeños detalles que pueden salvarles la vida.

11.2.- Se queda encerrada en una habitación

Una mañana de domingo, estaba yo sola en casa con las niñas. Ellas jugaban en su habitación mientras yo cocinaba. A las dos de la tarde, cuando estaba la comida lista fui a avisarlas para comer, pero era tal el desorden que habían formado, que les dije que no podían sentarse a comer hasta que estuviera la habitación ordenada, y cerré la puerta. Sin pestillo, sólo la puerta. Pero se quedó totalmente encajado el resbalón del picaporte y no había forma de abrir.

Llamé a Rafa, intentó sacarlas, pero no pudo. Llamamos a su padre, que también lo intentó pero tampoco pudo. Vino el hombre de mantenimiento del edificio donde vivimos. El tiempo pasaba y Eva sin comer. No tenía el glucómetro con ella, por lo que no se podía medir. Me decía que tenía hambre, que es el síntoma que suele tener cuando esta baja. Así que por debajo de la puerta, le pasé una pastilla de glucosa partida por la mitad para hacerla más fina y que cupiera por el hueco. En este caso si hubiera tenido un sobre de gel de glucosa hubiera sido muy práctico porque los sobres son muy finos.

Eran cerca de las 4 de la tarde y las niñas seguían encerradas, así que les corté láminas muy finas de manzana y se las pasaba por debajo de la puerta; fundamentalmente para mantener a Eva y que no tuviera hipoglucemia.

Casi a las 5 de la tarde consiguieron abrir la puerta. Y después de llenar a las niñas de besos y abrazos, le medí a Eva la glucosa y estaba en 260. La pobre cuando me decía que tenía hambre, no era hipoglucemia, sino hambre de verdad. La misma que tenía su hermana, porque era la hora de comer. Y yo ante la duda, venga a pasarle hidratos de carbono por debajo de la puerta. Pero bueno, en estos casos en los que no le puedes ver la cara a la persona que está encerrada, ni medirle la glucosa, más vale pasarse y luego poder corregir, a quedarse corto y encontrártela sin conocimiento al otro lado de la puerta.

Como dicen en medicina, no existen enfermedades, sino pacientes. Es decir, que a dos pacientes con la misma situación, lo que a uno le funciona, a otro puede que no.
En ambas situaciones, tanto cuando Eva se quedó encerrada, como cuando se perdió en la playa, nos salvamos de la hipoglucemia gracias a la insulina basal. La insulina lenta que Eva usa es Lantus, que dura aproximadamente 24 horas. Cada paciente, bajo la supervisión de su médico, decide a qué hora suministrarla en función de sus necesidades. A nosotros nos va mejor ponerla a medio día, a pesar de que a esa hora le pilla en el cole y puede ser más engorroso. Después de varias experiencias, he comprobado que además de ser una buena hora para ella fisiológicamente, tiene otra ventaja importante; y es que los fines de semana en muchas ocasiones nos reunimos para comer con gente y la hora de la comida se atrasa con respecto a su horario habitual. Esto podría suponer un problema y un poco de tensión para cualquier diabético,

ya que entra en riesgo de tener hipoglucemia. Sin embargo, en nuestro caso no suele ocurrir, porque la insulina basal deja de hacer su efecto y la glucosa le empieza a subir automáticamente, lo que nos da un pequeño margen por si hay algún retraso o imprevisto a la hora de comer.

11.3.- La pluma de insulina se rompe

En el cole de mis hijas los viernes no hay clase por la tarde, por lo que ese día de la semana, en vez de quedarse a comer en el cole, durante el mes de septiembre, las dejaba comer en casa.
Ese viernes teníamos un "super plan" para la tarde; había apuntado a las niñas a un taller de diademas de unicornio en Mandarina Garden. Es una cafetería con ludoteca donde organizan talleres para niños. Es una franquicia con varios centros en España. Si en la ciudad donde vivís hay uno, os recomiendo que lo probéis porque os encantará.

Recogí a las niñas del cole, preparé la comida y cuando fui a ponerle la insulina a Eva, la pluma de la lenta se rompió. En casa no tenía ningún repuesto; el repuesto que había era de la rápida. Intenté meter el cartucho en la pluma de la insulina rápida, pero no cabía. Bueno, pensé, que coman primero, que es lo más urgente y en cuanto acaben nos vamos al materno para pedir otra pluma, le pongo su insulina basal y de allí corriendo al taller para llegar a tiempo.

En el materno a partir de las 3 ya no había nadie en diabetes, así que tuve que ir por urgencias y esperar en una sala de espera llena de gente tosiendo y con virus; el sitio menos apropiado para una embarazada de 8 meses como estaba yo. Cuando llegó nuestro turno le expliqué lo que me pasaba a un médico general y lo único que pudo hacer por mí fue recetarme bolígrafos desechables de insulina lenta. Pero no eran infantiles y no tenía dosificador de medias unidades, así que seguía siendo un problema. La dosis que necesitaba mi hija era 3,5. Así que o bien pasaría toda la noche alta si le ponía 3 unidades, o bien podríamos tener una noche con hipoglucemias si le ponía 4. Ambas opciones eran malas.

Antes de rendirme, se me ocurrió preguntar a la endocrino del seguro privado que nos atendió en el debut. Ella fue quien nos proporcionó la pluma que se nos había roto y quizás podía ayudarme. Fui al hospital de El Ángel, que es donde ella trabajaba pero no se encontraba allí. Hablé con ella por teléfono, y me dio el nombre de una compañera que me podría ayudar; pero después de 20 minutos buscando, la compañera no encontró ninguna pluma para darme.

Eran ya las 8 de la tarde. Había estado en dos hospitales, uno público y otro privado. Y en ninguno me habían podido solucionar el problema. Así que se me ocurrió pedir ayuda en el grupo de whatsapp de madres y padres dulces por si alguien tuviera una pluma de repuesto que me pudiera prestar hasta que yo consiguiera la otra. Y así lo hice. Escribí explicando la situación y en cuestión de 8 minutos tenía el problema solucionado. Una madre me ofreció una pluma que tenía; y además no necesitaba que se la devolviera porque a su hija le habían cambiado a otro tipo de insulina lenta. Me quedé sin palabras. Estuve toda la tarde de arriba abajo con mis dos niñas y la barriga de 8 meses, de hospital en hospital exponiéndome a toda clase de virus que suelen encontrarse en las salas de espera de urgencias. Mis hijas se quedaron sin ir al taller de diademas de unicornio y en cuestión de 8 minutos, se había resuelto el problema. ¡Impresionante! Éste es el poder tan grande que tiene la unión.

Por eso quiero volver a insistir. Si eres de Málaga no dudes en solicitar que te metan en el grupo, y si eres de otra comunidad que no tiene grupo de whatsapp, no dudes en crearlo.

11.4.- Cuarentena por estado de alarma por Coronavirus.

Actualmente estamos viviendo una situación anómala. Los españoles estamos confinados en nuestros hogares a causa de una pandemia producida por el virus Covid 19.
Aunque cada uno está gestionando esta realidad como puede, me ha parecido interesante compartir información que nos pueda ser útil a las personas que nos encontramos en situaciones parecidas, o al menos con algunos puntos en común, dado que cada uno tiene sus propias circunstancias.

Como no sabemos cómo se pueden desarrollar los acontecimientos, recomiendo tener un buen aprovisionamiento de todo el material que podamos necesitar para el tratamiento de la diabetes y la tarjeta sanitaria nos permita. No se trata de vaciar la farmacia entera, como ocurrió en los supermercados con el papel higiénico; pero no apures los productos antes de reponerlos, ya que si por alguna circunstancia cuando lo necesites no los tienen en la farmacia, puede ser un gran problema. Yo, por ejemplo, en circunstancias normales no reponía las agujas hasta finalizar mi caja. Ahora sin embargo, cuando he agotado media caja, voy encargando la siguiente por si hubiera demoras en los repartos, puesto que el país entero se encuentra en servicios mínimos de producción. En caso de desabastecimiento de algún producto, si sabemos de alguien que necesita algo que no encuentra y nosotros lo tenemos es importante ofrecérselo, si nos sobra, para que pueda utilizarlo. En nuestro grupo de whatsapp de padres y madres dulces de Málaga comentan que les está costando mucho trabajo encontrar tiras de Free Style en las farmacias. Los niños apenas las utilizan porque llevan el sensor, pero los adultos siguen haciéndose controles capilares porque los sensores aún no están subvencionados para ellos y no encontrar las tiras les supone un gran problema. Como los niños no las precisan, podemos hacérselas llegar hasta que el problema del abastecimiento esté resuelto.

Otro aspecto a tener en cuenta en esta situación tan desconocida para todos, es que al cambiar los horarios y rutinas de nuestros hijos con respecto al horario escolar, es posible que haya que actualizar las pautas de insulina. A nosotros esto nos suele ocurrir cuando hay varios días seguidos sin cole como por ejemplo en Navidad, Semana Santa o verano. En nuestro caso, por ejemplo hemos tenido que suprimir la media mañana y modificar la insulina basal subiéndola un poco.
Un aspecto positivo de esta situación es que nuestros peques podrán prescindir del despertador y dormir todo lo que necesiten. Esto es importante no sólo porque dormir las horas suficientes es muy beneficioso y reparador, sino porque además, durante la noche entran en juego varios procesos hormonales que influyen en la glucemia de nuestros dulces.

El consumo energético de nuestros hijos en este nuevo escenario es menor, y por tanto la ingesta de alimentos debería ser también menor. Sin embargo, paradójicamente, quizás habréis notado que frecuentemente se quejan de hambre. Esto puede deberse al aburrimiento y necesidad de llenar el tiempo con algo; o la necesidad de generar endorfinas (la hormona de la felicidad) que se activa ante determinadas actividades placenteras como comer, hacer deporte, ir de compras, ir a la peluquería... Podemos ayudarles a diferenciar hambre real, con esa necesidad de "llenar el tiempo" y ofrecerles otra actividad alternativa que también les haga disfrutar como por ejemplo un baño relajante con espuma, hacer experimentos y potingues (el slime suele triunfar), o alguna otra actividad con la que nuestros hijos disfruten especialmente.

De la importancia del ejercicio físico y el deporte ya he hablado anteriormente. Cada uno, en la medida de sus posibilidades y recursos tendrá que buscar la manera de que los peques sigan lo más activos posible durante la cuarentena. Si hace un tiempo yo estaba contenta con la adquisición de la cama elástica, ahora la veo como mi salvación. De hecho, su precio se ha duplicado con respecto a la fecha en la que yo la compré, y en algunos modelos están agotadas. Las personas que tengáis una terraza grande o jardín lo tenéis más fácil; y los que no, siempre hay recursos que se pueden utilizar:

Poner música animada para que los niños bailen. Además de moverse y hacer ejercicio, les proporcionará sensación de alegría y bienestar. En casa ponemos Zumbakids en YouTube y lo proyectamos en la tele. Es una clase de zumba para niños con canciones muy movidas de actualidad.

Guerra de almohadas y/o de cosquillas. Entre el movimiento físico en sí, y el ataque de risa que les da, suelen quedarse bastante relajados después.

Contar un cuento con movimiento. Es algo muy típico en las sesiones de psicomotricidad del cole en la etapa de educación infantil. Podemos contar el cuento de Caperucita Roja, por ejemplo, y elaborar un circuito que simule el camino que recorría la niña para visitar a su abuelita. Un silla puede simular un monte que tenía que subir, una hilera de bolsas de plástico en el suelo pueden representar unos charcos que tenía que saltar, pasar reptando debajo de unas sillas en fila pueden ser un oscuro túnel o cueva que debía atravesar...

Para los niños un poco más mayores, una idea muy divertida es elaborar el juego de la oca con ejercicios. En cada casilla se establece un movimiento que haya que hacer, de manera que en cada turno encontraremos una consigna como: da 10 saltos a la pata coja, manda un ejercicio a otro jugador, haz 10 flexiones, bebe agua, baila tu canción favorita, da 15 pasos hacia atrás, un turno sin jugar...

Hacer yoga. En internet podéis encontrar muchos recursos para hacer yoga en casa con niños; como vídeos en YouTube, tarjetas imprimibles con diferentes posturas, juegos de dados, y cuentos que podéis comprar en Amazon...

Existen también unas pelotas con cuernos que son muy divertidas y también se pueden comprar en Amazon, con la que podrán recorrer la casa dando saltos.

Éstos días en los que las prisas simplemente se han extinguido tenemos una buena oportunidad para hacer una auditoría a nuestro cuarto de juegos y sacar uno a uno, todos los juguetes que tenemos y valorar si los vamos a utilizar o no. Es un momento excelente para darle uso a aquellos materiales abandonados (como aquel pompero que nos regalaron en la boda de una amiga y teníamos guardado en un cajón) o para darnos cuenta de que ya no los queremos y simplemente dejarlos ir.

Se nos presenta un gran reto como padres en esta situación en la que no perder los nervios es de vital importancia. Somos su ejemplo. Si queremos que mantengan la calma, nosotros debemos hacerlo también. Esto es muy difícil; especialmente cuando nuestro futuro laboral y económico no está asegurado, algunas personas tienen a su familiares en situación delicada, no podemos estar con nuestros seres queridos, y todo lo que está ocurriendo nos afecta. Pero si nosotros estamos muy nerviosos es lógico que nuestros hijos estén irritables. Decía la madre Teresa de Calcuta "No te preocupes si tus hijos no te escuchan, te observan todo el día" especialmente ahora que estamos juntos 24 horas al día.

¿Cómo te gustaría que tus hijos recordaran dentro de unos años estos días de cuarentena: una casa muy limpia y ordenada pero a sus padres todo el día enfadados o con el móvil todo el día en la mano, o como un tiempo en el que estaban tranquilos y relajados, vieron pelis en familia, jugaron sin parar y aprendieron a hacer cosas nuevas con sus padres?

Quizás sea un buen momento para sacar algunas ideas de la pedagogía Montessori del cajón y hacer a los niños partícipes de las tareas del hogar y otras tareas que durante el curso, por falta de tiempo, acabábamos haciéndoles nosotros. Cosas que por edad, nuestros hijos ya podrían hacer ellos solos, como doblar y guardar su ropa al quitársela. Aprovechando que el reloj ha pasado de ser nuestro enemigo para convertirse en nuestro aliado, empleemos este tiempo en iniciarles en tareas tales como hacer su cama, ayudarnos a tender la ropa, guardar los *bricks* de leche en la despensa, poner y quitar la mesa...

Es el momento ideal para plantar estas semillas que pronto darán sus frutos. No hay que verlo cómo una pérdida de tiempo, sino como una inversión. Es una manera de compartir tiempo con nuestro niño y avanzar con las tareas del hogar, a la vez que les educamos. Si se les ofrece sin presiones, amenazas y gritos es muy probable que quieran participar, pues es a los niños les encanta sentirse útiles. Les gusta sentirse parte de la familia. Les gusta sentir, que aportan valor.

Mucho ánimo a todos. Veamos este momento como una oportunidad y saquémosle todo el partido posible.

Por último, añadir que una de las preocupaciones que siempre hemos tenido como padres de niños dulces es el control glucémico de nuestro hijo cuando están en el colegio. Ahora que está con nosotros 24 horas podemos controlar mucho mejor los diferentes elementos que influyen en él, y aprovechar estos días para conseguir unos controles excelentes. ¡A por esos controles estupendos!

12.

Cómo afrontar este momento.

El debut de mi hija nunca me supuso un gran shock emocional, ni he tenido que pasar por ningún duelo, o periodo de aceptación.

Cuando era pequeña y tenía aproximadamente 12 años fuimos invitados a la primera comunión del hijo de un primo de mi madre que vivía en Valladolid. Nosotros vivíamos en Madrid y cuando íbamos en el coche hacia el evento, me contaron la historia del padre de aquel niño.
Siendo joven, cuando estaba a escasos meses de su boda, su prometida murió de cáncer. Fue un golpe durísimo. Muy doloroso. Consiguió rehacer su vida. Conoció a otra mujer, con la que tuvo dos hijos. Y cuando éstos tenían 3 y 5 añitos el buen hombre tuvo un accidente de tráfico; su coche chocó contra un camión y se quedó para siempre en silla de ruedas.

Me quedé muy impactada. Yo era una jovencita que vivía en su propio "mundo de piruletas" y aquel día entendí que la vida puede llegar a ser muy dolorosa. Pero esa no fue la lección. La gran lección vino después cuando llegamos al evento y les conocí en persona. Ella era una mujer fuerte, luchadora cual leona. Me impactó mucho su fuerza, tanto física (pues ella sola manipulaba a su marido) como psicológica, irradiando alegría y haciendo todo lo posible para que su niño estuviera feliz el día de su primera comunión. Aquella vivencia marcó mi vida.

Pasó el tiempo. Y llegó el momento en el que me quedé embarazada. La verdad es que yo no tardé mucho en quedarme, pero veía como mis amigas y otras chicas de mi alrededor llevaban mucho tiempo intentándolo y no lo conseguían. O peor aún, al cabo de los meses lo perdían. Durante los 9 meses de embarazo tuve un pellizco en la barriga; sabía que lo que había en mí era un tesoro sagrado; un préstamo que la vida me hacía. Los hijos no son nuestros; no nos pertenecen. La vida nos los presta durante un tiempo, hasta que ésta lo decida. Y nuestra misión es cuidarlos y protegerlos desde el respeto y la responsabilidad que conlleva; así como disfrutarlos y agradecer cada día que pasemos a su lado.

Siempre he sentido que en la vida todo tiene un porqué. Y que de todas las situaciones debemos sacar un aprendizaje. ¿Por qué diabetes? ¿Por qué nosotros? Es curioso pero Rafa siempre ha sido muy aprensivo con los golpes, las caídas y las dolencias que en general nuestra hija pudiera tener. Y uno de mis defectos era ser muy poco metódica y bastante desorganizada con las comidas en casa; solía improvisar los menús sobre la marcha.

Y curiosamente la diabetes nos hizo ponernos las pilas. Rafa tuvo que sufrir en primera persona aquella terrible analítica que le hicieron a Eva la noche del debut y ver a su hija pincharse insulina 5 veces al día y poniéndose la yema de los dedos como un colador con los controles de glucemia. Yo he aprendido que la comida de los diabéticos no se improvisa. Ha de estar rigurosamente pesada y calculada. Ambos hemos tenido que superar esas limitaciones que teníamos sorprendiéndonos a nosotros mismos con nuestros cambios.

¿Y por qué no has pasado duelo? Me preguntaba un día mi hermana. Porque cuando aprendí que la vida puede ser dolor y pienso cuántas situaciones dolorosas se me podrían presentar que no se si sería capaz de superar, siento que la diabetes es pan comido. Mi hija no está muerta, no está en silla de ruedas, no tiene leucemia. Sólo tiene diabetes. Su páncreas no funciona. Yo soy su páncreas. Y es una bendición poder serlo. Que tu hija pueda vivir a pesar de que un órgano vital no le funcione es una gran suerte. Poder ser tú ese órgano vital es una bendición. Puedo ser su páncreas, pero no podría ser su corazón.

¿Alguna vez te ha dado un bajón, o ganas de llorar? Me preguntan mucho. Sí. Yo sufro si veo a mi hija sufrir. Pero debutó tan chiquitita que lo ha vivido todo con bastante naturalidad. Hasta que llegó la época de las fiestas de pijama. En ese momento me vine un poco abajo porque Eva no entiende por qué ella no puede ir. Y lo pasa mal.

A veces me pregunta porqué tiene que ser diabética y yo le respondo lo que aprendí: todas y cada una de las personas de la tierra vive situaciones que no le gustan; a cada uno la que le toque. Ella tiene diabetes, otros niños tienen a sus padres separados, otros han perdido a su padre o a su madre, otros son ciegos y no pueden ver... de la misma manera que hay situaciones preciosas y llenas de felicidad como una boda, el nacimiento de un hermanito, la función de fin de curso, un viaje en familia... en la vida también hay situaciones que no nos gustan y con las que tenemos que aprender a ser felices.

La luz no tendría sentido si no existiera la oscuridad. Solemos rechazar las situaciones que nos producen dolor y abrazamos las que nos hacen disfrutar, sin embargo, ambas son necesarias, pues no podríamos valorar la alegría si no experimentásemos la tristeza.

El sufrimiento o falta de él está muy relacionado con nuestras expectativas. Creemos que una vida plena debe estar llena de felicidad y alegría sin momentos difíciles como un despido, una separación, una enfermedad, carencias económicas... Pero nadie está libre del sufrimiento. Por lo que debemos vivir la vida desde el respeto y la gratitud, apreciando los momentos bellos y llenos de alegría para llenarnos de fuerza y saber afrontar aquellos que más nos cuestan.

Nota Final

Mucho ánimo en este nuevo camino. No te agobies. Habrá momentos en los que te puedes sentir un poco desesperado, pues después de haber intentado controlarlo todo, las previsiones no se cumplen y tu dulce un día amanece en 94 y otro día en 215. No te desesperes; esto es así. Da igual cuánto tiempo lleves. Muchos padres y madres se machacan diciendo que llevan ya x meses desde el debut y no le cogen el tranquillo. Pero son muchísimos los factores que intervienen y es materialmente imposible tener siempre todo controlado al 100%. Lo único importante es tomar cuantos más datos mejor para acercarnos al máximo a la pauta más precisa posible. Con la diabetes hay que pensar en "sólo por hoy", día a día. Habrá días mejores y días peores. Desde aquí te mando mucho ánimo y todo mi cariño porque no estás sólo. Somos muchos los que caminamos el mismo camino. Hagámoslo con cariño, optimismo y responsabilidad.

Un abrazo fuerte.

Pd.- Si te ha gustado el libro déjame un comentario en Amazon para darle más visibilidad y poder llegar así a más familias en nuestra situación.

Si quieres ponerte en contacto conmigo puedes escribirme un correo a: lucia@mamideunadulce.es.

También puedes seguirme en mi perfil de instagram::
@mamideunadulce

Muchas gracias

Resumen de trucos y consejos

ALIMENTACIÓN

1.- Dieta variada y equilibrada.

2.- Clasificación visual de hidratos y proteínas en cartulinas de diferente color

3.- Elaborar una libreta con ejemplos de platos y/o menús con sus hidratos contabilizados para ir más rápido.

4.- Modificar alimentos pero no raciones de hidratos en caso de que el niño no tenga hambre

5.- Ajustar el ratio al plato y no el plato al ratio

6.- Bolsa térmica para los fines de semana con la báscula y opciones para la media mañana o la merienda.

7.- Pack de cumpleaños: refresco 0%, gelatina %, aceitunas, queso, embutido, frutos secos naturales. Y un recipiente para llevar a casa una porción de tarta.

8.- Opciones de media mañana para el cole de media ración

- 100g de sandía/ melón / fresas
- 7 g de piquitos, o 10g de pan con embutido
- 25 g de uvas con queso y/o nueces
- *Actimel* 0% y frutos secos naturales

9.- No comprar productos sin azúcar

10.- Evitar en la medida de lo posible la bollería industrial

11.- Intentar elaborar repostería casera usando ingredientes naturales.

12.- Añadir cada día una cucharada de cacao puro al bote de *Colacao* para modificar la concentración de azúcar y acostumbrar el paladar progresivamente a sabores menos dulces.

MATERIAL DIABETES

13.- Colocar todo el material que no requiere frio en un único punto de la casa

14.- Usar recipientes transparentes para que se vea bien qué productos hay que reponer.

15.- Tener repuestos de plumas de insulina y glucómetro

16.- Marcar con nuestro teléfono tanto el glucómetro como el estuche de diario.

17.- Proteger el sensor con un parche para que no se despegue

EDUCACIÓN

18.- Ofrece al niño variadas actividades deportivas durante el curso

19.- Aprovecha el verano para hacer otras actividades que durante el curso escolar no da tiempo o el clima no permite.

20.- Apúntate a un taller presencial de disciplina positiva

SUCESOS

21.- Si vas a sitios donde hay mucha gente y el peque se puede perder, ponle una pulsera con tu teléfono y la palabra DIABETES.

22.- Pregunta si en tu comunidad existe algún grupo de whatsapp y pide que te agreguen, y si no existe créalo tú mismo.

23.- Pide ayuda siempre que lo necesites aunque sea con temas no relacionados con la diabetes.

24.- Déjate ayudar siempre que te lo ofrezcan.

25.- Graba con el móvil las explicaciones del médico (siempre con su permiso).

26.- Cada día cuando te levantes piensa "sólo por hoy".

Agradecimientos.

Gracias a Rafa por ser una pieza fundamental en el cuidado de nuestra dulce. Por explicarme una y mil veces los conceptos y fórmulas matemáticas cada vez que me bloqueaba. Gracias a su perfeccionismo y búsqueda de la excelencia, nuestra hija está, según la doctora, en el top ten. Gracias por su apoyo y su gran ayuda en la elaboración de este libro. Por ser mi fotógrafo, mi editor, mi marido y mi todo.

Gracias a mis padres y a mi hermana porque aunque no os tengo cerca, cuando nos juntamos sé que puedo contar con vosotros para todo.

Gracias a mi madre porque aunque le horroriza el tema de la insulina, cuando no hay más remedio lo hace, y me ayuda en todo lo que puede.

Gracias a Lourdes, mi suegra, la más valiente de la familia; quien con tal de facilitarnos la vida, asume ella el cuidado de nuestra dulce siempre que lo necesitamos.

Gracias a mi cuñada Lourdes, la segunda de a bordo. Con quien también podemos contar y contamos. El mejor plan de este mundo para Eva es dormir en tu casa.

Gracias a Rafael, mi suegro, que siempre nos ayuda y aconseja sobre los temas médicos. Gracias a él encontramos a la doctora Leiva.

Gracias a toda la familia, por todo vuestra ayuda, apoyo y cariño.

Gracias a la Dra. Isabel Leiva; por su gran vocación y dedicación. Sin ella no habríamos aprendido tanto. Gracias por habernos enseñado a pescar, en lugar de servirnos los peces en un plato.

Gracias a Susana, la profesora de Eva; quien nos cogió de la mano mientras aprendíamos a dar nuestros primeros pasos.

Gracias a Rafa Roa, porque sólo él hace fácil lo difícil.